AF325505

COUP D'ŒIL

SUR

LES RÉVOLUTIONS

ET SUR LA RÉFORME

DE LA MÉDECINE.

PAR P. J. G. CABANIS,

Membre du Sénat Conservateur, de l'Institut national de France, de l'École et Société de Médecine de Paris, de la Société Américaine de Philadelphie, &c. &c.

ἰητρὸς γὰρ φιλόσοφος ἰσόθεος.

Medicus enim philosophus est Deo æqualis.

HIPPOCRATES, de decenti habitu.

—————

DE L'IMPRIMERIE DE CRAPELET.

A PARIS,

Chez CRAPART, CAILLE et RAVIER, Libraires, rue Pavée Saint-André-des-Arcs, n° 12.

AN XII——1804.

AVERTISSEMENT.

L'ouvrage suivant a été écrit dans l'hiver de l'an III. Garat, aujourd'hui sénateur, étoit alors commissaire de l'instruction publique. Lié avec lui d'une amitié dont le temps, nos goûts, nos travaux, nos vœux communs pour le progrès des lumières et pour l'accroissement du bonheur des hommes avoient de plus en plus, resserré les nœuds, je mettois un intérêt particulier à l'exécution du plan vaste qu'il avoit formé pour l'organisation de toutes les parties de l'enseignement (1). Il jugea que je pouvois y concourir. Quel-

(1) Les écoles de Médecine, créées en l'an II, reçurent alors un nouveau perfectionnement. Le Gouvernement actuel les a consolidées ; et il a pris des mesures pour arrêter le brigandage des charlatans. Quoique son but n'ait peut-être pas encore été complètement atteint, c'est ici un bienfait pour lequel on lui doit d'autant plus de reconnoissance, que tous les efforts tentés auparavant dans la même vue, avoient été toujours infructueux.

de la vérité ; et toutes pourront avoir également raison, si les systêmes qu'elles ont fait naître embrassent et lient d'une manière naturelle tous les faits connus : car les vérités générales ne sont et ne peuvent être que les conséquences de toutes les observations, ou de toutes les notions particulières qu'on a recueillies sur un sujet donné.

Il est enfin des découvertes qui ébranlent les fondemens même d'une science, et qui la renouvellent toute entière. Comment seroit-il possible alors que son systême d'exposition et sa méthode d'enseignement ne fussent pas totalement renouvelés aussi ?

Mais lors même que les nouveaux faits observés, ou les nouvelles idées acquises, trouvent naturellement leur place dans l'ordre antérieurement admis, le nombre toujours croissant de ces faits et de ces idées force, de temps en temps, à revoir et à simplifier les classifications qui les enchaînent, et les méthodes qui ont pour objet de faciliter leur étude. La science ressemble dans ce cas, à un voyageur curieux qui, sur sa route recueillant tout ce qui l'intéresse, voit se grossir à chaque instant son bagage, et se trouve fréquemment forcé d'en faire l'exa-

ques vues que je lui avois communiquées
sur l'application des méthodes analytiques
à l'étude de la médecine, lui avoient
paru justes et utiles. Ses pressantes invi-
tations m'encouragèrent à les mettre en
ordre; et mon intention étoit de les publier alors sans retard.

Mais, comme il arrive presque toujours,
quand on se donne la peine de considérer
un sujet sous toutes ses faces, à mesure
que je rassemblois mes idées pour en faire
un tout, mon cadre s'agrandissoit; et la
matière prenoit à mes yeux, plus d'étendue et d'importance. J'osai concevoir le
projet de ramener à des élémens très-
simples, toutes les parties de la médecine, en indiquant pour chacune, la méthode qui, selon moi, peut seule diriger
avec sûreté, son étude et son enseignement.

Un si grand travail, destiné à présenter
la science sous des points de vue entièrement nouveaux, avoit besoin d'être appuyé d'avance de quelques considérations

préliminaires : il auroit été précédé d'une introduction, dans laquelle j'avois jugé convenable d'esquisser rapidement les différentes révolutions de la médecine , et d'exposer d'une manière sommaire, les principes généraux qui doivent présider à sa réforme.

Cette introduction est la seule partie que j'aie pu terminer. Je m'étois refusé jusqu'à ce moment à la rendre publique, dans l'espoir de compléter un jour , l'ouvrage entier, tel que je l'avois conçu. Mais le dépérissement total de ma santé ne me permet plus de nourrir cet espoir, qui fut toujours peut-être beaucoup trop ambitieux pour moi. Je finis donc par céder aux vœux de quelques amis , et par livrer au public cette foible esquisse. J'aurois voulu la rendre plus digne de lui et d'eux : mais la même raison qui m'engage à la tirer de mon portefeuille, m'ôte le courage et les moyens de la perfectionner. Telle qu'elle est, elle renferme, je crois, des idées utiles : c'en est assez pour écarter les conseils de mon amour-propre, qui peut-être la condamneroient à l'oubli : et si nos jeunes élèves, auxquels elle est particulièrement destinée, retirent quelque fruit de cette lecture, l'avantage de les avoir aidés dans leurs travaux, sera pour mon cœur, bien au-dessus de tous les succès les plus glorieux.

Auteuil, ce 25 ventôse an XII.

TABLE.

COUP D'ŒIL

SUR LES RÉVOLUTIONS

ET SUR LA RÉFORME

DE LA MÉDECINE.

OBJET DE CET ÉCRIT.

A MESURE que les sciences s'agrandissent, il devient de plus en plus nécessaire d'en perfectionner les méthodes. Ce qui est vrai pour toutes, en général, l'est plus particulièrement encore pour celles d'observation. On finit bientôt par se perdre dans la multitude des faits recueillis, si l'esprit philosophique ne vient les ranger dans un ordre convenable, d'où sortent, comme d'eux-mêmes, les principes généraux propres à chaque science. Quand ces principes ont été déduits légitimement de tous les faits réunis, comparés et coordonnés, le système ou l'ensemble dogmatique qui en résulte, n'est plus

A

une vaine hypothèse ; c'est le tableau véritable de la science, du moins autant que l'état des lumières permet de le tracer : et les découvertes nouvelles pourront se rattacher facilement aux principes particuliers qui s'y rapportent, soit qu'elles les confirment, soit qu'elles les combattent et doivent y nécessiter des changemens, ou des modifications.

Dans cette dernière supposition, c'est-à-dire lorsque les nouvelles découvertes renversent certaines conséquences que tous les faits antérieurement connus faisoient regarder comme des vérités générales, on sent facilement que la classification de ces mêmes faits, et l'expression ou l'enchaînement des principes, qui ne peuvent être que leur résultat direct, exigeront des corrections plus ou moins importantes. Chaque époque marquée par de notables progrès de la science, le sera nécessairement par des réformes analogues dans la langue et dans les élémens de cette science. L'esprit humain ne peut se passer, pour le rappel et l'emploi facile de ses connoissances, d'un lien qui les unisse, les coordonne, et fasse un tout complet de ces parties, insignifiantes tant qu'elles restent éparses. Chacune de ces époques s'attribuera l'exclusive possession de la vérité ; et toutes pourront avoir également raison, si les systêmes qu'elles ont fait naître embrassent et lient d'une manière naturelle tous les faits connus : car les vérités générales ne sont et ne peuvent être que les conséquences de toutes les observations, ou de toutes les notions particulières qu'on a recueillies sur un sujet donné.

Il est enfin des découvertes qui ébranlent les fondemens même d'une science, et qui la renouvellent toute entière. Comment seroit-il possible alors que son systême d'exposition et sa méthode d'enseignement ne fussent pas totalement renouvelés aussi ?

Mais lors même que les nouveaux faits observés, ou les nouvelles idées acquises, trouvent naturellement leur place dans l'ordre antérieurement admis, le nombre toujours croissant de ces faits et de ces idées force, de temps en temps, à revoir et à simplifier les classifications qui les enchaînent, et les méthodes qui ont pour objet de faciliter leur étude. La science ressemble dans ce cas, à un voyageur curieux qui, sur sa route recueillant tout ce qui l'intéresse, voit se grossir à chaque instant son bagage, et se trouve fréquemment forcé d'en faire l'exa-

men, soit pour se débarrasser des objets
inutiles, ou qui font double emploi, soit
pour disposer dans un meilleur ordre d'arrangement ceux dont il ne peut se détacher,
afin qu'ils occupent moins d'espace, et que
leur transport, ou leur emploi devienne plus
facile et plus commode.

S'il est une science surchargée (qu'on me
permette cette expression) de bagage surabon-
dant, c'est sans doute la médecine : aucune
n'a plus besoin que l'esprit philosophique
préside à sa réforme. Il faut qu'une méthode
sévère, en la débarrassant de tout ce qui lui
est étranger, ou inutile, simplifie, par une
meilleure exposition, le système des connoissances indispensables dont elle se compose, et jette un nouveau jour sur les véritables points de contact qui la lient à plusieurs autres sciences. Les objets de ses études sont si nombreux ; les qualités d'esprit
qu'exige sa culture sont si diverses, et même
en apparence si contraires ; la pratique de
l'art est hérissée de tant de difficultés ; le but
principal qu'il se propose est d'une si haute
importance, que ses progrès, la perfection
de son enseignement et son utilité directe
ou d'application, réclament également une

réforme entière et semblable à celle qui fut jadis exécutée par Hippocrate. A l'intérêt de la science se joint ici celui de l'humanité.

Dans un moment où toutes les branches de la science se renouvellent en quelque sorte, les médecins doués de quelque philosophie, doivent regarder comme un devoir de réunir leurs efforts pour consommer cette grande régénération de la science et de l'art. L'état des lumières semble permettre de la rendre plus complète, et ses effets plus durables, qu'Hippocrate même ne put le faire de son temps. Dans ce mouvement rapide et progressif qui entraîne toutes les connoissances humaines, il ne suffiroit même pas d'achever les réformes exigées par le moment actuel : on doit vouloir encore préparer d'avance celles qui pourront devenir nécessaires par la suite ; car toutes devront être dirigées par le même esprit, sinon exécutées sur le même plan. Témoins des progrès journaliers que font aujourd'hui les autres parties de la physique, auxquelles d'excellens esprits ont fait l'application des vraies méthodes, les médecins ne seroient plus excusables de laisser la belle et vaste science qu'ils cultivent, étouffée sous cet amas indi-

geste de matériaux que les observateurs ont
si souvent recueillis sans discernement, et que
les théoriciens ont mis en usage sans critique.
Il ne peut plus sur-tout être permis, au milieu
d'objets si multipliés, si fugitifs, si mobiles,
et dans l'examen desquels les moindres vices
de raisonnement, ou de déduction condui-
sent aux plus dangereuses erreurs, de tolé-
rer un langage vague et sans précision, capable d'obscurcir les vérités les plus simples,
et de donner à de pures visions toutes les
apparences de la réalité. Le moment est
venu de mettre la médecine en harmonie
avec les autres sciences, et de déterminer
avec exactitude leurs rapports mutuels. Placée entre la physique et la morale, ce sont
sur-tout ses rapports véritables avec l'une
ou l'autre de ces deux sciences qu'il s'agit
maintenant de reconnoître et de montrer
avec évidence et avec exactitude. Il faut
qu'elle emprunte le langage sévère et précis
de la première, le ton communicatif et pour
ainsi dire vulgaire de la seconde. Il faut
qu'elle s'éclaire de tout ce que la philosophie rationnelle a de plus rigoureusement
déterminé dans ses théories, et de ce que
son application journalière à la nature sen-

sible, offre de plus délicat et de plus fin. En un mot, après avoir systématisé ses principes par des methodes d'observation , d'expérience et de raisonnement complétement sûres , il faut que la perfection de son enseignement forme pour la pratique, des esprits tout ensemble profonds , étendus , fermes et souples , qui joignent aux lumières d'une raison transcendante , cette connoissance de la vie et cette sagesse d'application , sans lesquelles tous les dons de la nature et de l'art semblent presqu'inutiles : réunion précieuse, et peut-être indispensable , pour empêcher que la pratique d'une science dont les objets sont si variés et si mobiles , devienne un fléau de plus pour l'humanité.

D'après ces considérations puissantes , j'avois osé concevoir le plan d'une classification nouvelle des différentes parties de la médecine. J'avois cru devoir adopter un nouvel ordre d'exposition des faits sur lesquels elle repose , et des idées ou des notions particulières que fournit leur examen réfléchi ; et sans avoir la prétention de changer sa terminologie ou sa nomenclature , j'avois espéré , par une détermination plus rigoureuse du sens des mots, pouvoir bannir entièrement de sa langue ce vague et cette obscurité qui la défigurent presque par-tout. Cela me paroissoit d'autant plus indispensable, que ces défauts peuvent égarer même des hommes instruits, et que sur-tout en fournissant un asyle, pour ainsi dire impénétrable, au charlatanisme ignorant, ils deviennent la source des plus fatales erreurs, et les consacrent bientôt par une sorte d'attrait mystérieux. Comme je me proposois de considérer la médecine plus particulièrement sous le point de vue de son application au traitement des maladies, c'étoit avec la division qui porte le nom de *thérapeutique*, que toutes les autres devoient se coordonner ; c'étoit par rapport à elle que leurs subdivisions devoient être tracées et leurs relations mutuelles fixées : et les conclusions résultantes de cette manière nouvelle d'envisager les faits, devoient toutes avoir pour but commun de perfectionner l'art des traitemens.

Des occupations et des devoirs de différens genres, ne m'ont pas permis de conduire à sa fin un si grand ouvrage, qui d'ailleurs est vraisemblablement au-dessus de mes forces. L'écrit suivant, destiné à lui servir d'introduction, est la seule partie qui soit terminée; c'est du moins la seule que je me permette d'offrir dans ce moment à nos jeunes élèves, pour lesquels je desire sincèrement qu'elle ne soit pas sans utilité.

L'objet direct de cet écrit est donc de tracer d'une manière rapide et sommaire, l'histoire des révolutions de la médecine; de caractériser chaque révolution par les circonstances qui l'ont fait éclore, et par les changemens qu'elle a produits dans l'état, ou dans la marche de la science; enfin, de chercher à voir si ces différens tableaux, rapprochés des méthodes philosophiques modernes, ne peuvent pas fournir quelques vues utiles à sa réforme et à celle de son enseignement.

Pour remonter à toutes les causes des différentes phases par lesquelles a passé la médecine, et pour en décrire avec exactitude les particularités, il faudroit entrer dans tous les détails de son histoire; il faudroit y joindre celle de plusieurs autres sciences collatérales; il faudroit même tracer, en quelque sorte, celle de la société civile toute entière. Ce n'est peut-être, en effet, qu'en se remettant sous les yeux ces différens objets à la fois; en examinant l'influence réciproque de l'état social et des événemens poli-

tiques, leur influence commune sur la marche de l'esprit humain en général, et celle des
différentes sciences sur la médecine en particulier, qu'on peut avoir une idée précise et
complète de l'état de celle-ci dans toutes les
époques, jusqu'à nos jours. Rien sans doute
ne seroit plus philosophique que son histoire exécutée sur ce plan et dans cet esprit :
il en rejailliroit une nouvelle et vive lumière
sur plusieurs parties de l'histoire générale du
genre humain, avec lesquelles la médecine
semble, au premier coup-d'œil, n'avoir aucun
rapport. Mais notre but ne nous impose
point un plan si vaste. Il nous suffit de bien
marquer les principales époques de la médecine; de saisir, dans chaque révolution, le
véritable état des esprits; d'en apprécier les
circonstances et les effets; de rechercher
enfin les moyens propres à rendre plus utile,
celle qui se prépare depuis quelque temps,
et qui ne peut ni manquer, ni tarder de
s'accomplir.

Tel est, dis-je, l'objet de l'écrit suivant.

CHAPITRE PREMIER.

§. I.

L'art de guérir est-il fondé sur des bases solides ?

MAIS en entrant en matière, je me trouve arrêté dès le premier pas. Plusieurs philosophes ont regardé l'art de guérir comme un art mensonger, dont l'empire se fonde uniquement sur la crédulité et la foiblesse. Les ressorts de la machine humaine sont, disent-ils, trop déliés pour qu'on puisse se flatter de bien connoître les causes de leurs dérangemens. La nature a placé dans son ouvrage les moyens d'y ramener l'ordre; et toutes les fois que ces moyens sont insuffisans par eux-mêmes, les prétendues ressources de la médecine sont absolument inutiles.

Quelques médecins éclairés ont eux-mêmes appuyé cette opinion; du moins ils resserrent tellement la puissance de l'art, qu'ils en regardent les études comme un objet de curiosité, plutôt que d'utilité. La connoissance de l'homme sain et malade n'est, à leurs yeux, qu'une partie de l'histoire naturelle, intéressante sans doute, mais presque point applicable à la conservation des individus.

Dans l'une et dans l'autre de ces deux manières de le considérer, l'art mériteroit peu d'attention de la part des gouvernemens. En adoptant la première, on ne lui devroit, comme aux autres jongleries, que la surveillance d'une police sévère ; en se renfermant dans la seconde, on devroit se hâter de le soumettre à l'examen le plus attentif, faire choix du petit nombre de ses connoissances réelles, et livrer le reste au mépris.

J'ai discuté dans un autre ouvrage, cette question de la certitude de la médecine. J'ai présenté les objections dans toute leur force; et je crois avoir leve les doutes et les difficultés qui n'avoient pu manquer de frapper les bons esprits.

Voici, en peu de mots, les conclusions qui résultent de cet examen.

L'étude de la nature est en général celle des faits et non celle des causes : nous observons les apparences et les changemens sensibles, sans avoir souvent les moyens de reconnoître comment ces apparences ont lieu , pourquoi s'opèrent ces changemens.

Pour étudier les phénomènes que présentent les corps vivans , et pour en tracer l'histoire fidelle , nous n'avons pas besoin de connoître la nature du principe qui les anime , ni la manière dont il met en jeu leurs ressorts : il nous suffit de bien constater les phénomènes eux-mêmes , d'épier à la fois l'ordre suivant lequel ils se reproduisent et leurs rapports mutuels , et de les classer dans un enchaînement qui fasse bien sentir cet ordre et ces rapports. Pour étudier l'état sain et l'état malade , pour suivre la marche et le développement de telle ou de telle maladie en particulier, nous n'avons pas besoin de connoître l'essence de la vie , ni celle de la cause morbifique : l'observation, l'expérience et le raisonnement nous suffisent ; il ne faut rien de plus.

De même que , durant la santé, des mouvemens réguliers s'exécutent, pour l'entretenir et la renouveler , en quelque sorte , à chaque instant ; de même , d'après les loix de l'organisation animale , la maladie amène toujours une autre série de mouvemens, qui semblent destinés à la combattre , et qui en effet, quand ils ne sont ni trop foibles, ni trop violens, ni détournés de leur but par des perturbations nouvelles, tendent le plus souvent au rétablissement de l'ordre et de la santé.

Ces mouvemens se manifestent par des phénomènes qui leur sont propres, et qui les caractérisent suffisamment à des regards attentifs. Ce sont des vomissemens de matières qui fatiguent l'estomac ; des évacuations par le bas, de saburres intestinales ; ce sont d'abondantes diurèses, des hémorragies, des sueurs, &c.

Quelquefois les changemens qui s'opèrent dans l'économie animale, sont plus sourds et plus cachés ; leurs signes extérieurs sont moins frappans ; leur nature n'est pas la même. Des dégoûts, ou des appétits singuliers; des exaltations, ou des affoiblissemens passagers de différentes fonctions vitales; certaines altérations soumises à un ordre périodique, ou revenant à des époques indéterminées, sont tout à la fois et le signe des altérations internes, et l'instrument par lequel la nature en opère la guérison. Il ne faut encore que de l'attention pour épier ces divers phénomènes ; pour reconnoître dans quelles circonstances ces efforts spontanés sont utiles, ou nuisibles.

L'observation nous apprend également quel ensemble de phénomènes signale les maladies dans lesquelles il est pernicieux pour le malade, ou favorable à sa guérison, de suivre en lui les inspirations de l'instinct, et de leur obéir.

Mais certaines substances appliquées aux corps vivans, y déterminent les mêmes efforts, y produisent les mêmes phénomènes. Prises à l'intérieur, les unes purgent ou font vomir, provoquent des sueurs, ou des flux d'urine, excitent, ou modèrent l'action vitale : d'autres appaisent les douleurs excessives, amènent le sommeil, dont le retour est si nécessaire au maintien de la santé ; ou, par une action spécifique, elles suspendent et suppriment certains mouvemens particuliers. Il en est enfin qui, par une action plus lente, changent l'état des humeurs et la manière d'être et d'agir des solides.

Tantôt en irritant les extrémités, on peut exercer sur tout le corps une action directe et générale, capable d'en changer toutes les dispositions ; tantôt ces impressions locales et vives enchaînent les mouvemens désor-

donnés, leur font prendre une autre direction, ou même en établissent d'autres tout
nouveaux ; tantôt elles peuvent occasionner
diverses évacuations d'humeurs, dont les
effets se rapportent au caractère de la maladie et aux circonstances dans lesquelles ces
mouvemens sont imprimés.

Enfin, l'entretien de la vie demande en
général la présence de l'air : cette présence
est indispensable pour tous les individus de
l'espèce humaine, du moment qu'ils ont vu
le jour. Or, ce fluide peut se trouver dans
des états différens : et il produit ainsi sur
les corps, des effets très-variés. Les alimens
et les boissons sont également nécessaires,
soit pour exciter et soutenir le jeu de l'économie animale, soit pour réparer ses pertes
journalières. Or, l'action de ces nouvelles
matières, introduites dans les organes diges-
tifs, dans le torrent des humeurs et dans
l'intime contexture des fibres, y devient
la cause de nombreuses modifications, ressenties par le système vivant tout entier.

Ajoutons que l'air n'est pas le même dans
les divers lieux de la terre. La nature du
sol, sa disposition, la manière dont il est
regardé par le soleil, le voisinage des eaux

vives, ou croupissantes, des bois ou des montagnes, peuvent changer entièrement les qualités de l'atmosphère.

Quelques-unes de ces qualités sont sensibles et, en quelque sorte, extérieures, comme le refroidissement ou la chaleur, la sécheresse ou l'humidité. Quant aux autres, elles ne se manifestent que par leurs effets.

L'observateur peut encore ici, vérifier par des moyens sûrs, tous les objets de ses recherches : il peut évaluer avec précision l'effet des médicamens, et se tracer des règles qui rapprochent de plus en plus, leur administration d'un haut degré de certitude, en classant avec méthode, et les cas avec leurs nuances, et les remèdes eux-mêmes dans leurs diverses associations. Il peut déterminer l'influence de l'air suivant ses différens états, celle des alimens suivant leur nature et leurs qualités apparentes ; en un mot, tous les effets du régime pris dans le sens le plus étendu, peuvent être immédiatement appréciés. Car le sommeil et la veille, la vie active ou sédentaire, les travaux du corps et de l'esprit, la manière de se vêtir ou de se loger, les habitudes de l'imagination, les affections de l'ame ; toutes ces cir-

constances, dis-je, peuvent ou contribuer à
la conservation de la santé, ou devenir,
pour l'économie vivante, la cause de nouvelles perturbations.

Enfin, les médecins de l'antiquité nous
ont laissé de vastes tableaux de maladies : ces
tableaux se sont étendus entre les mains des
modernes ; et malheureusement le genre-
humain a fait, dans ces derniers siècles, la
funeste acquisition de quelques maladies
nouvelles. Parmi tous les désordres physiques, que le développement, souvent mal
entendu, de notre existence morale peut
aggraver encore et multiplier chaque jour, il
en est plusieurs qui, livrés aux secours pré-
caires de la nature, sont presque toujours
mortels, et que l'art a trouvé les moyens de
guérir fréquemment.

Cette assertion générale est prouvée par
les traitemens méthodiques inventés pour la
guérison des hydropisies dues à de vieilles
obstructions ; pour celle du scorbut, des
maladies vénériennes, et sur-tout des fièvres
intermittentes malignes. Il seroit facile de
la fortifier encore, par l'histoire de plusieurs
traitemens particuliers, moins importans, de
différentes maladies aiguës, ou chroniques :

mais j'évite d'entrer dans les détails ; et je conclus.

L'art de guérir est donc véritablement fondé, comme tous les autres, sur l'observation et sur le raisonnement. Ses efforts ayant pour but l'un de nos premiers besoins, il est donc, même dès ce moment, et surtout il peut devenir dans la suite, d'une utilité directe très-étendue : et si l'on a vu dans tous les temps, de bons esprits la nier, ou la révoquer fortement en doute, c'est uniquement aux vices de son langage, au vague de ses théories, au caractère peu philosophique de la plupart de ses livres et de ses méthodes d'enseignement, qu'il faut s'en prendre. Ainsi donc, l'art de guérir mérite la plus sérieuse attention de la part de tout gouvernement ami des hommes ; et sa place, dans tout plan d'instruction nationale, doit être digne de l'importance de son but.

Insisteroit-on, en disant que si l'art existe dans la nature, ou si la nature en a mis les divers objets à notre portée ; et si réellement nous avons reçu d'elle les moyens de les étudier et de les éclaircir, la seule difficulté de son application suffit encore cependant pour le rendre d'un effet nul, ou dangereux

dans la pratique ? Je n'en tombe point d'accord. Mais cette assertion fût-elle exacte, il
n'en résulteroit pour nous, qu'un nouveau
et plus pressant motif de perfectionner les
méthodes d'observation et d'expérience qui
s'appliquent aux recherches de la médecine,
de hâter la réforme de son enseignement, et
de surveiller avec attention tous ses travaux.

§. I I.

Différens points de vue sous lesquels doit être considéré l'art de guérir.

MAIS pour se faire une juste idée de l'art
de guérir, il ne suffit pas de le considérer
sous le simple rapport des individus qu'il
peut conserver, ou des maux qu'il peut
soulager. Ce double résultat de ses efforts
en est sans doute l'objet principal : telle est
son utilité directe. Et n'exerce-t-il pas en
effet le pouvoir de la nature bienfaisante,
celui qui peut ramener à la vie, l'être défaillant
dont tous les pas descendent rapidement
vers la tombe ? N'est-il pas la vive image de
ces êtres supérieurs que l'imagination se représente portant sur la terre, les messages
propices de la Divinité ? Une famille éplo-

rée, des amis frappés souvent d'une consternation plus profonde encore, vous redemandent l'objet de leurs affections ; vous le rendez à tant de vœux réunis : n'êtes-vous pas à leurs yeux un dieu favorable? Quand vous renouez la trame du bonheur pour deux êtres nécessaires l'un à l'autre, et prêts à se séparer pour toujours, ce n'est pas seulement la vie de celui qui ressuscite par vos soins, dont vous rallumez le flambeau : ce sont deux couronnes civiques que vous méritez à la fois. Et que dis-je? ne faites-vous pas, en quelque sorte, plus que la main qui nous appela du néant à la vie ? Conserver à la patrie ses utiles serviteurs, prolonger les bienfaits du génie et l'exemple des vertus, n'est-ce pas l'acte le plus noble et le plus méritoire aux yeux des nations et du genre humain ?

Cependant, je le répète, il est d'autres rapports sous lesquels la médecine intéresse et peut servir éminemment la société, soit par son influence immédiate sur plusieurs objets d'utilité journalière, soit par les lumières et les secours qu'empruntent d'elle les autres parties de la science.

1°. L'étude de l'économie animale est une

branche essentielle de celle de l'histoire naturelle, ou de la physique: et l'économie
animale elle-même ne peut être complètement connue, que par l'observation détaillée
de l'état sain et de l'état malade; par l'examen le plus exact, et des phénomènes qui s'y
manifestent spontanément, d'après les loix
des forces vivantes, et de ceux que produit
l'action des agens extérieurs, ou l'application de certaines substances prises intérieu-
rement.

Dans l'étude de la nature, on ne peut ni
séparer les objets qui se tiennent par des
rapports constans, ni scinder ceux qui forment un tout. Or, les sciences naturelles embrassent dans leur ensemble, le systême animal, qui même, par la raison qu'il nous
touche de plus près, y tient la première
place : et la nue description de ce systême,
quand on se borneroit à le peindre dans l'état
sain, exigeroit encore la connoissance des
maladies ; parce que ces dernières faisant
ressortir beaucoup de phénomènes très-difficiles à bien apprécier sans cela, dévoilent
plusieurs ressorts, ou propriétés qui s'effa-
cent et disparoissent dans l'uniformité d'un
état plus régulier et plus constant.

2°. Le tableau général de la nature humaine se divise en deux parties principales : son histoire physique , et son histoire morale. De leur réunion méthodique, et de l'indication des points nombreux par lesquels elles se touchent et se confondent, résulte ce qu'on peut appeler la *science de l'homme,* ou l'*anthropologie,* suivant l'expression des Allemands. Soit en effet que la médecine veuille établir des axiomes de régime , et tirer de l'observation des maladies ,'une suite de principes applicables à leur traitement; soit que par des règles individuelles de conduite, le moraliste cherche à perfectionner la vie privée, ou que, par les loix et les formes du gouvernement, le législateur essaie de perfectionner les nations et leur bonheur; soit enfin que l'artiste et le savant veuillent appeler nos regards vers de nouveaux objets d'intérêt , et nous préparer des jouissances inconnues : c'est toujours, si l'on peut s'exprimer ainsi, le tableau de l'homme à la main, qu'ils doivent procéder : et comme la partie physique en forme l'esquisse fondamentale, l'art de guérir qui l'éclaire et la complète, se rapporte plus ou moins à tous les autres ; et sur-tout il jette un jour néces-

saire sur la base de toutes les sciences morales.

3°. En vertu de son organisation, l'homme
est doué d'une perfectibilité (1) dont il est
impossible d'assigner le terme. A partir de
l'état de dénuement et d'imbécillité, où la
nature le laisse, en le jetant sur le globe,
jusqu'à la première, à la plus imparfaite
association, quel intervalle immense ! Que
d'essais infructueux, que d'efforts réitérés
pour le franchir !

De cette enfance sociale, ou, pour prendre
des termes plus fixes et moins arbitraires,
de ces polices sauvages que nous peignent les
premières annales du monde, et plusieurs
voyages modernes, jusqu'au point où les
nations civilisées de l'Europe sont parve-
nues, les progrès ne sont pas moins étonnans. Certaines catastrophes, physiques, ou
politiques, ont, il est vrai, paru faire rétro-
grader le genre humain. Les Grecs et les

______

(1) Cette perfectibilité a sans doute des bornes,
comme toutes les forces de la nature : mais ces bornes
ne peuvent être assignées ; et tout nous porte à croire
qu'il nous restera toujours de grands espaces à parcourir
pour y atteindre.

Romains, qui avoient fait de si grandes choses sous le régime de la liberté, sont tombés dans l'avilissement sous le joug du despotisme et de la superstition. Mais une vérité consolante résulte de la lecture judicieuse de l'histoire : c'est que les choses tendent toujours vers l'amélioration; que ce mouvement n'est jamais interverti, ni même suspendu, sans l'intervention de causes accidentelles, assez puissantes pour troubler cette marche naturelle ; et qu'aussi-tôt que ces mêmes causes cessent d'agir , le mouvement recommence avec plus d'énergie et d'intensité.

Tout ce que les travaux des siècles ont fait jusqu'à ce jour , n'est rien sans doute en comparaison de ce qui nous reste, et de ce que nous laisserons encore à faire aux races futures. Mais une belle carrière est ouverte devant nous : et nous leur devons un compte fidèle des circonstances présentes, les plus heureuses, peut-être, où le genre humain ait jamais été placé.

L'homme est perfectible sous deux rapports généraux. L'éducation physique et le régime, en prenant l'un et l'autre mot dans leur acception la plus étendue, développent les forces de ses organes, lui créent des facultés, et même, en quelque sorte, des sens nouveaux : et lorsque ces moyens ont agi sur plusieurs générations successives, ce ne sont plus les mêmes hommes, ce n'est plus la même race, tout restant égal d'ailleurs.

L'éducation morale développe l'intelligence, cultive les affections, dirige tous les penchans de la nature vers le but le plus utile au bonheur de chacun et de tous. La distance qu'elle peut mettre, à dispositions primitives égales, entre un homme et un homme, est très-grande; personne ne l'ignore. Fortifiée de toute l'influence du gouvernement et des loix, elle enfante ces grands phénomènes sociaux que l'histoire offre à notre admiration, dans quelques intervalles trop isolés et trop fugitifs des siècles passés. Développée elle-même par la durée de ses effets, et perpétuée avec tous ses accroissemens successifs, par une espèce de transmission des pères aux enfans, le terme où elle peut être portée, se dérobe à toute estimation précise : ce terme est sans doute bien au-delà de ce qu'on imagine communément.

C'est par le concours de ces deux puissans ressorts, que la nature humaine est susceptible d'acquérir un haut degré de perfection :

ils se secondent mutuellement dans leur action simultanée. L'ensemble des causes qui perfectionnent le physique prépare, en quelque sorte, la matière, ou fournit les instrumens : l'ensemble des causes qui perfectionnent le moral met ces instrumens en activité, leur donne la vie; il dirige dans des routes favorables, les facultés les plus susceptibles d'écarts.

Les premières de ces causes sont uniquement du domaine de l'art de guérir. Nous avons vu ses rapports indirects, mais nombreux, avec les secondes.

L'art de guérir peut donc avoir une grande influence sur le perfectionnement du genre humain.

4°. L'état naturel de l'homme est sans doute l'état de santé. Mais la maladie est aussi dans la nature, puisqu'elle résulte de ses loix, et même en grande partie, de celles qui sont établies pour la conservation de la santé. La sensibilité singulière des organes de l'homme ; les dispositions morbifiques que leur développement produit à certaines époques; l'action des causes extérieures que nous sommes si rarement les maîtres de régler ; les inévitables accidens qu'entraîne le

cours ordinaire de la vie ; enfin les impru-
dences dont les personnes les plus sages ne se
garantissent pas toujours : toutes ces circonstances réunies font que l'homme est foible,
valétudinaire, malade, tout aussi naturellement qu'il est sain, allègre, vigoureux.

Mais quand l'homme souffre, une voix
impérieuse, plus forte que toutes les subtilités, le porte à chercher du soulagement. Il
attribue son mal à certaines causes : il en
cherche le remède dans l'application de certaines substances, ou de certaines impressions, considérées comme des causes capables d'agir dans un autre sens, et de produire des effets différens, ou contraires. Le
voilà déjà saisissant le premier anneau d'une
chaîne d'observations : et c'est ainsi qu'il
devient bientôt médecin et chirurgien.

L'état de foiblesse résultant de la maladie,
se fait sentir aux organes de la pensée,
comme à ceux des autres fonctions animales :
la maladie énerve les forces de l'intelligence,
comme celles du mouvement musculaire ;
elle peut altérer le jugement comme la
digestion. Un malade devient sur-tout crédule touchant l'objet de ses craintes et de
ses espérances. Quiconque lui promet la

santé peut facilement obtenir sa confiance.
Il tombe bientôt dans les mains des charlatans et des bonnes femmes. Ne vaudroit-il
pas mieux qu'il fût dans celles d'un médecin
éclairé ?

Pour tous les objets dont chaque homme
peut en général être juge compétent, et
relativement auxquels le genre même de
l'erreur la rend inexcusable, ou peu dangereuse pour les dupes, le gouvernement doit
livrer le cours des choses à la plus entière
liberté. Il est même de son devoir de respecter toutes les industries, et de laisser s'exécuter en paix toutes les transactions amiables.
Le besoin réciproque, réel, ou imaginaire,
en doit être le seul, comme il en est le
véritable régulateur.

Mais, quand les objets des transactions
sont de nature à ne pouvoir être convena-
blement appréciés par les individus, et qu'en
même temps, les erreurs y peuvent avoir des
suites dangereuses pour eux ; quand le
besoin pressant et journalier les force de
faire un choix, souvent même de le faire à
la hâte, et que l'astuce, ou l'imposture sont
également encouragées à leur tendre des
pièges, par les avantages et par la facilité du

succès, le gouvernement ne peut plus rester indifférent spectateur : il est de son devoir de surveiller celui des deux contractans qui peut vouloir abuser de la bonne foi de l'autre ; il doit à celui-ci, des précautions générales qui le garantissent de la déception, autant du moins qu'il est possible ; il lui doit même, dans certaines circonstances, des soins et des avis particuliers. Mais, pour continuer la comparaison, il n'est point de commerce dans lequel un champ plus vaste soit ouvert à la charlatanerie, que la pratique des différentes parties de la médecine ; il n'est aucun besoin qui dispose aussi puissamment l'esprit à la crédulité la plus facile et la plus ridicule, que celui de conserver, et sur-tout celui de recouvrer la santé. Le gouvernement laissera-t-il ici, les citoyens sans aucune sauve-garde, en proie à leur propre foiblesse et à l'audace des charlatans ?

Cette seule considération, rendroit des écoles d'art de guérir indispensables. Puisque l'homme malade invoquera toujours le secours des remèdes, il vaut mieux sans doute que ces remèdes soient administrés par des mains habiles ; et puisqu'il y aura toujours des médecins, ceux qu'ont formés

de savans maîtres sont préférables sans doute
à ceux que produit le hasard. Enfin, quel
est le gouvernement sage et humain qui ne
doive vouloir réprimer et détruire cette
foule de misérables jongleurs qui dévastent
nos grandes villes, aussi bien que nos campagnes, et qui dévorent la substance du
pauvre cultivateur et de l'artisan?

5°. Il y a plusieurs denrées et plusieurs
matières commerciales dont la qualité doit
être vérifiée légalement, et le débit surveillé
par la police. L'art approprie à différens
besoins, des substances dangereuses. Les
médicamens les plus utiles peuvent être aisément falsifiés et dénaturés ; et dans leur état
même le plus pur, on ne doit pas toujours
permettre qu'ils soient débités au hasard et
sans précaution. Il est évident que dans tous
ces cas, les lumières de la médecine peuvent
seules diriger les mesures du gouvernement.

De grandes maladies épidémiques ont été
souvent occasionnées par l'altération des
alimens journaliers du peuple. Les chairs
des animaux, corrompues par diverses causes
accidentelles, ou tirées d'individus morts
eux-mêmes de certaines maladies ; les pois-
sons, ou pris à des époques particulières,

qui les rendent mal sains , ou gâtés , soit
par une putréfaction commençante , soit
par l'effet des préparations elles-mêmes qui
ont pour but de les conserver plus long-
temps ; enfin , les graines céréales et les
farines altérées par les maladies de la plante,
par le défaut de soins , par des mélanges
indiscrets, ont souvent répandu le germe des
plus funestes contagions.

D'ailleurs, l'état social entraîne et néces-
site plusieurs travaux qui ne peuvent être
avantageusement exécutés, que sous l'inspection d'hommes instruits dans l'économie
animale. L'assainissement des grandes villes
et des ports; les distributions et la police
des maisons publiques, où beaucoup d'hommes se trouvent entassés ; le dessèchement
des lacs et des terrains abreuvés d'eaux croupissantes; la direction des canaux et l'établissement des aqueducs et des égoûts , ne
demandent pas moins peut-être les lumières
de médecins éclairés , que celles d'habiles
architectes et ingénieurs. Il est possible quelquefois d'arrêter les progrès d'une maladie
contagieuse , soit en prescrivant certaines
précautions aux citoyens, soit en coupant
les communications par une force armée ,

soit en opposant des digues naturelles aux élémens eux-mêmes, chargés de principes malfaisans.

On sait qu'une police éclairée est le plus puissant et le plus indispensable secours dans les temps de peste. Acron en Sicile, et Hippocrate dans le Péloponnèse, arrêtèrent, dit-on, celles dont Agrigente et Athènes étoient menacées (1), en faisant boucher dans les montagnes, certains passages par où les vents souffloient sur ces deux villes, les germes de la contagion.

6°. Enfin, parmi les élémens dont se compose la prospérité publique, la conservation des animaux utiles et le perfectionnement de leurs races seront toujours de la plus haute importance, aux yeux d'une sage

____

(1) La peste, telle qu'elle existe aujourd'hui dans le Levant, telle qu'on l'a vue à Marseille, à Toulon, à Londres, à Moscow, &c. ne se communique que par le contact immédiat, ou du moins par le voisinage très-prochain du foyer de l'infection. Mais les anciens comprenoient sous le nom de peste, toutes les épidémies où la fièvre est accompagnée de dépôts aux glandes et de charbons. Plusieurs de ces épidémies sont en effet causées par l'état de l'air, ou par les miasmes qu'il transporte au loin.

administration. Le bœuf, l'âne, le cheval, le mulet partagent nos travaux ; ils suppléent les bras, ou les économisent. Leurs forces, d'autant plus considérables et d'autant mieux employées, que ces animaux sont plus vigoureux et plus sains, accroissent dans une progression relative, les produits de l'industrie, et diminuent ses dépenses. De la dépouille de plusieurs espèces, l'homme compose ses plus utiles et ses plus commodes vêtemens. Transformée en cent manières diverses, elle orne ses meubles et sa demeure. La chair de quelques-uns lui fournit une partie importante de ses alimens.

Sans doute, malgré l'opinion de quelques philosophes, la nourriture animale est très-convenable à l'organisation de l'homme : mais elle l'est beaucoup moins quand les animaux sont foibles et chétifs ; elle devient malsaine, ou dangereuse, quand ils sont malsains ou malades.

Enfin, plusieurs espèces nous rendent certains services particuliers : celles-là ne méritent pas moins qu'on s'occupe des moyens de les perfectionner ; de conserver les individus dans l'état de force et de santé ; de diriger leur éducation d'après des vues et des méthodes qui les approprient de plus en plus, à nos besoins.

Cette partie de l'économie rurale est entièrement subordonnée à l'art vétérinaire. Or, l'art vétérinaire n'est lui-même qu'une branche de l'art de guérir ; et les points nombreux par lesquels il tient et se rapporte à la médecine humaine, deviendront plus distincts et plus frappans, à mesure qu'on fera de nouveaux progrès dans tous les deux.

Tel est le tableau qui s'offre à l'observateur, quand il envisage ce sujet avec un peu d'attention : tels sont les différens aspects qu'il me paroît indispensable d'y considérer, si l'on veut porter sur le fond du sujet lui-même, de solides jugemens, et sur-tout tirer de cet examen, des résultats utiles et véritablement généraux.

Il est aisé de voir en effet, que la science n'est pas un arbre dont on puisse rejeter au hasard, les branches présumées superflues. Il n'y a pour elle, de superflu que le nuisible et l'absurde. Tout ce qui ne lui est pas contraire, c'est-à-dire, tout ce qui ne peut ni l'embarrasser, ni l'obscurcir, lui appartient et la sert. Dans la nature des choses, toutes les vérités forment sans doute une chaîne , dont les anneaux sont invinciblement unis entr'eux. Dans l'état actuel de nos connoissances , nous ne pouvons saisir et suivre que des parties isolées de cette chaîne : mais à mesure qu'on avance , les lacunes se remplissent, les points de contact, ou les relations des diverses parties entr'elles, et de chacune avec le tout, se multiplient de jour en jour : tout porte à croire que si l'on parvient à mettre en ordre et à resserrer toutes les connoissances humaines dans de véritables élémens, on ne découvrira plus entr'elles , d'intervalles ni de séparations : ce ne sera plus, pour ainsi dire, qu'un corps organisé , dont les divers membres sont faits l'un pour l'autre , et dont tous les mouvemens se prêtent un appui mutuel. Enfin , dans cet arrangement méthodique et complet , toutes les vérités venant aboutir à un petit nombre de principes , qui leur serviront comme de base, ou de point d'attache commun, l'esprit en suivra sans peine les différens chaînons et les ramifications nombreuses ; et le droit de les embrasser dans leur ensemble , ne sera plus l'attribut exclusif du génie.

L'importance de la médecine , les services

que la société peut attendre d'elle, les avantages que les autres sciences peuvent retirer
de son commerce, enfin la nécessité de perfectionner ses principes et son enseignement,
résultent avec trop d'évidence de tout ce qui
précède, pour qu'il soit nécessaire de peser
ici sur ces conclusions. Entrons donc plus
avant en matière, et commençons par jeter
un coup d'œil sur l'état de l'art de guérir, et
sur celui de son enseignement, aux différentes époques dont l'histoire nous a transmis le souvenir.

CHAPITRE II.

Tableau des révolutions de l'art de guérir, depuis sa naissance, jusqu'à son introduction chez les Romains.

§. I.

La médecine entre les mains des chefs de peuplades, des poètes, et sur-tout des prêtres.

LES ténèbres qui environnent le berceau de la médecine, lui sont communes avec les autres parties des connoissances humaines. Nous savons seulement que dès les premières époques historiques, elle étoit déjà pratiquée avec un certain éclat : c'en est assez pour juger qu'à l'apparition des arts naissans, elle avoit pris place à côté d'eux. Les recherches qu'on pourroit tenter sur la manière dont elle étoit enseignée alors, seroient entièrement inutiles : les matériaux nous manquent ; et les amis de la vérité ne doivent pas se perdre dans des conjectures toujours vaines, quelque savantes qu'elles puissent être d'ailleurs.

Ce n'est pas du moins dans un écrit de la nature de celui-ci, que les recherches d'une érudition, trop souvent trompeuse, pourroient trouver grace devant le lecteur.

En partant de la nature constante des choses, on voit que l'homme, soumis à l'action d'une foule de circonstances qui peuvent troubler le jeu de ses organes, a dû chercher de très-bonne heure, les moyens d'appaiser les douleurs et de guérir les maladies, dont il étoit si fréquemment atteint. Comme il ne peut se dérober entièrement à l'influence continuelle de plusieurs de ces causes ; comme il en porte dans son sein, plusieurs autres qui doivent agir à des époques fixes de la vie, ou qui peuvent se développer à chaque instant, on est en droit d'assurer que les premiers essais de remèdes ne sont guère moins anciens que le genre humain lui-même. Chez les peuplades les plus grossières, comme celles de la Nouvelle-Hollande et de la Nouvelle-Zélande, de la Laponie et du Groënland, du nord de l'Amérique et de l'intérieur de l'Afrique, on trouve les vestiges d'une médecine et d'une chirurgie véritables : des hommes y savent discerner différentes maladies , et leur appliquer un traitement, plus ou moins convenable ; on y connoît l'emploi de certains remèdes qui ne font point partie des alimens journaliers. Ces sociétés informes nous présentent le genre humain dans son enfance : c'est l'image fidelle des premiers temps, chez toutes les nations.

Du moment qu'il y eut des hommes, ils éprouvèrent des maladies : ils voulurent ou les guérir, ou les soulager ; ils firent toute sorte de tentatives pour atteindre l'un ou l'autre but. Mais on doit présumer qu'en général, les découvertes furent très-lentes : elles furent souvent le produit de hasards heureux, plutôt que de combinaisons raisonnées. Les hommes recevoient par tradition, la connoissance des découvertes déjà faites : bientôt, les besoins les forçoient de faire eux-mêmes de nouvelles observations ; et les trésors de la science naissante se grossissoient par degrés. Dans ces premiers temps, toutes les connoissances étoient une propriété commune : des arts bornés pouvoient être exercés par toutes les personnes douées de quelque intelligence. Il y avoit

une médecine avant qu'il y eût des médecins.

Ces hommes nouvellement entrés dans la
civilisation , dont les idées sont resserrées
dans un cercle étroit, dont l'activité se con-
sume à satisfaire les besoins les plus pres-
sans, et qui se trouvent forcés de pourvoir
à tous à la fois, sont incapables sans doute
de faire sortir de l'enfance, les sciences et les
arts. Cependant il ne faut pas croire qu'ils
manquent toujours de jugement et de pénétration. Leurs sens exercés sans relâche ,
sont même en général plus fins que ceux des
hommes qui vivent dans un état social plus
avancé ; leur esprit , qui tire , en quelque
sorte, tout de son propre fonds , est d'autant
plus juste , qu'il s'est formé par une suite de
sensations frappantes , et d'autant plus fermes, que les objets n'en ont pas été trop
multipliés et trop divers. On connoît le bon
sens et la finesse des sauvages. Ainsi , peut-
être certaines vues très-générales de médecine, et l'usage de plusieurs remèdes importans , remontent-ils aux premières époques
de la société , du moins dans les climats qui
favorisent le développement des facultés intellectuelles. Ce que nous savons avec certi-

tude, c'est que leur connoissance remonte chez les Grecs, à la plus haute antiquité.

La médecine fut donc cultivée d'abord, par les malades eux-mêmes, ou par ceux qui les environnoient. Chaque famille avoit ses traditions et ses pratiques; chaque peuplade profitoit de toutes les expériences faites dans son sein.

Les hommes riches et puissans, qui cherchoient à consacrer leur pouvoir et leurs richesses, en devenant utiles à leurs concitoyens, cultivoient avec ardeur tous les arts naissans : ils se gardèrent bien de négliger la médecine, qui leur fournissoit les moyens de se rendre souvent nécessaires. Chiron, Ariste, Thésée, Télamon, Teucer, Patrocle, Autolicus, Ulysse, et quelques autres grands personnages, dont il est fait mention dans les anciens poètes, ne furent pas moins honorés en Grèce, pour leurs connoissances en médecine, que pour ces fameux exploits qui, vrais ou faux, font vivre leurs noms dans la postérité.

Les poètes furent les premiers philosophes de toutes les nations. Par leurs chants, ils adoucirent les hommes sauvages. Pour frapper plus vivement des imaginations encore neuves, et dans l'espoir de prêter aux leçons de la morale , l'appui d'une force plus vigilante et plus active que celle des loix, ils enseignèrent le culte de la divinité. Ils donnèrent sur-tout aux langues leur premier et leur plus indispensable degré de perfectionnement : et par-là , ils eurent l'avantage de préparer de loin, tous ces bienfaits nouveaux que la marche plus sûre des esprits devoit répandre un jour sur l'état social.

Non moins avides de gloire que les héros dont ils nous entretiennent, les poètes cultivèrent comme eux la médecine : tantôt pour se rendre plus recommandables par sa pratique; tantôt pour consigner dans leurs ouvrages , ce que ses préceptes offroient de plus curieux et de plus intéressant. Dans ces premières époques, où l'écriture étoit peu répandue, ou même absolument ignorée , les formes précises et le rhythme harmonieux de la poésie étoient infiniment utiles, pour fixer dans la mémoire , des vérités applicables à nos besoins de tous les instans. Linus, Orphée, Musée et plusieurs autres, ont chanté l'art bienfaisant qui prolonge la vie, appaise la douleur, et rend avec la santé, le bonheur et les plaisirs. Hésiode avoit com-

posé des poëmes entiers sur les propriétés
des plantes. Dans celui *des œuvres et des
jours*, il conseille plusieurs pratiques médicales ou diététiques. Homère parle souvent
des blessures de ses héros, en homme à qui
la structure du corps humain n'étoit point
entièrement inconnue : et quoiqu'il fût très-
facile, malgré les prétentions d'un enthousiasme indiscret, de montrer dans ses ouvrages, des erreurs anatomiques grossières,
il est certain qu'on y rencontre plusieurs
observations fines de physiologie, quelques
passages curieux sur la manière de panser
alors les plaies , et des particularités dignes
de remarque touchant l'effet des remèdes.
Ce qu'il dit de la puissance du népenthès ,
porte à croire que l'effet et l'emploi des plantes stupéfiantes étoient anciennement connus. Quant à l'usage qu'un de ses héros fait
du moly, pour se garantir des enchantemens
de Circé, il tenoit sans doute aux idées supers-
titieuses du temps. L'application du vin sur
les blessures, et la méthode de les agrandir
et de les scarifier, étoient usitées dans le
camp des Grecs devant Troie : ce qui ne
prouve pas au reste, comme auroient voulu
l'établir quelques savans, qu'Homère étoit

profond en chirurgie ; mais ce qui nous permet d'affirmer avec une entière certitude ,
que l'invention de ces pratiques date d'époques antérieures à lui.

Certains commentateurs admirent beaucoup la sagesse et l'utilité du conseil que
Thétis *aux pieds d'argent*, donne à son fils
Achille , de voir des femmes pour dissiper
son humeur noire. Il ne faut pas être bien
profond médecin , pour savoir que leur
commerce peut en effet guérir la mélancolie :
mais il peut aussi la causer quelquefois.

Pline paroît surpris qu'Homère n'ait point
parlé des eaux thermales : il conclut de son
silence , que ce genre de remède n'étoit pas
encore employé de son temps. Philostrate
prétend le contraire. Selon lui , les bains
chauds indiqués aux Grecs par l'oracle , pour
la guérison de leurs blessés , étoient ceux
d'Ionie , situés à quarante stades de la ville
de Smyrne , et nommés *thermes d'Aga-
memnon.*

La peste régnoit dans le camp. Elle avoit
été causée par les traits d'Apollon ; c'est-à-
dire , par l'action d'un soleil brûlant sur les
marais et le rivage limoneux de la Troade.
Homère dit qu'elle dura neuf jours entiers ,

et finit avant que le dixième fût entièrement
écoulé. Là-dessus, on a prétendu, plus doc-
tement que raisonnablement, qu'il connoissoit le pouvoir des nombres impairs et des
jours critiques. Mais la doctrine des nombres, et celle des crises (1), n'ont paru sur
la scène, du moins en Grèce, que long-
temps après lui.

Les prêtres ne tardèrent pas à s'emparer
de la médecine : il leur fut très-facile de
l'identifier avec leurs autres moyens de pouvoir. L'art de guérir et l'art sacerdotal
avoient en effet plusieurs traits de ressemblance, ou d'analogie. L'un et l'autre mettent en jeu les mêmes ressorts ; la crainte et
l'espérance : et quoique les objets de ces deux
passions ne soient pas les mêmes dans les
mains du prêtre et dans celles du médecin,
leurs effets avoient alors à-peu-près le même
degré de force en faveur de tous les deux.
Il est certain que la médecine, comme la
superstition, exerce sur les imaginations, une

---

(1) Il paroît qu'elles étoient connues en Egypte et
dans l'Inde : c'est vraisemblablement de là, qu'elles
furent apportées par Pythagore, leur fondateur chez
les Grecs.

influence proportionnée à leur foiblesse ;
encore même la première, agissant sur des
objets plus palpables et plus réels, il arrive
que les hommes les plus raisonnables et les
plus éclairés ne résistent jamais entièrement
à son pouvoir. En un mot, aucun art ne
pénètre plus avant dans le cœur humain ;
aucune fonction ne met à portée de s'emparer plus facilement du secret des familles :
aucune doctrine (sauf celles-là même qui se
rapportent à l'action des puissances invisibles)
ne touche de si près à toutes ces idées fantas-
tiques, dont l'esprit de l'homme, trop resserré
dans le champ de la réalité, se nourrit avi-
dement ; aucune ne fournit des mobiles plus
indépendans de toutes les révolutions de
l'état social, aux hommes qui vivant de la
crédulité publique, la cultivent avec soin
comme un fertile domaine. Les prêtres
durent donc bientôt vouloir devenir, et ils
devinrent en effet médecins (1).

Dès ce moment, la médecine et la religion
ne formèrent plus qu'un système unique.
Pour accréditer le culte de leurs dieux, les

____

(1) Chez la plupart des sauvages, la médecine est
aussi pratiquée par les prêtres, ou jongleurs.

prêtres annonçoient des cures merveilleuses,
opérées en leur nom. Pour rendre leur médecine plus respectable, ils en fondoient la
certitude sur leur commerce habituel avec
la divinité. Ils prêchoient et guérissoient
tout à la fois.

Suivant Strabon, les gymnosophistes prétendoient posséder beaucoup de remèdes
précieux : ils en avoient pour faire un grand
nombre d'enfans ; pour faire, à volonté, des
garçons ou des filles. Leur temps étoit plus
propre que le dix-neuvième siècle à l'établissement de ces visions. Les druides, au
sein de leurs forêts, employoient le gui de
chêne et le sélago, plante analogue à la
sabine : le premier contre les poisons et la
stérilité ; le second dans une infinité de
maux, comme une sorte de panacée, ou
remède universel. La santé dont ils vouloient
passer pour les arbitres, se payoit d'avance,
par de riches offrandes, souvent même par
le sang des victimes humaines, que les malades amenoient, ou faisoient conduire aux
autels.

Les prêtres juifs paroissent avoir été dans
l'origine, les seuls médecins de la nation.
C'étoit aux lévites qu'on s'adressoit pour le

traitement de la lèpre ; c'étoient eux qui décidoient du sort des maisons et des hommes attaqués de cette maladie. On voyoit dans le vestibule du temple de Jérusalem , un formulaire complet de remèdes dont Salomon passoit pour être l'auteur. Les Esséniens, secte célèbre par la morale pure et douce qu'elle cherchoit à propager, au milieu d'un peuple ignorant et fanatique, cultivoient la médecine , non-seulement pour se rendre plus recommandables, mais pour trouver les moyens de perfectionner les ames , en rendant les corps plus sains. Apôtres zélés de leur doctrine, ils l'appuyoient par des guérisons. C'est par-là qu'ils rendoient vaine quelquefois, la fureur jalouse des pharisiens , prêtres hypocrites et dominateurs. Les premiers étoient désignés indifféremment par le nom d'*Esséniens*, ou par celui de *Thérapeutes*, qui signifie *guérisseurs , médecins*.

Mais c'est en Egypte , que les prêtres avoient porté leur système politique, au plus haut degré de perfection : c'est-là, qu'ils offroient aux yeux de l'observateur , un spectacle également capable d'inspirer l'admiration et l'effroi. Le pouvoir, les richesses , les lumières, le charlatanisme, ils avoient tout fait concourir à consolider leurs monstrueuses institutions et l'avilissement du peuple. Possesseurs du tiers du territoire, ils jouissoient encore d'une foule de priviléges et d'immunités. Leurs fonctions étant héréditaires, l'esprit du corps entier de ces prêtres, étoit encore plus immuable que celui d'aucun clergé de l'univers. Cette redoutable aristocratie pesoit violemment et uniformément sur toutes les parties de la nation. C'est à l'un d'eux, qu'appartiennent ces mots profonds et terribles, consignés dans le cinquième chapitre de l'Exode, et qui peignent avec tant de naïveté, les sentimens et les vues dont sont animés tous les oppresseurs : car les Pharaons appartenoient à l'ordre sacerdotal ; ils étoient prêtres eux-mêmes : et les bandeaux sacrés, entrelacés dans leur couronne, présentoient une fidelle image du caractère de leur domination hypocrite, si puissante sur le peuple ignorant par la superstition, et sur la classe éclairée par les préjugés populaires et par un despotisme sans contre-poids.

Ce n'est pas tout. A ces moyens divers de gouverner, et d'empêcher de naître une opi-

nion publique, les prêtres égyptiens joignoient toutes les connoissances de leur
temps et de leur pays. Nous n'examinerons
point si ces connoissances étoient réellement
fort étendues : mais il n'en existoit pas d'autres alors ; et rien n'étoit plus facile pour
eux, que d'étouffer toute découverte faite hors
des temples, ou qu'ils n'auroient pas eu les
moyens de faire tourner à leur profit. Médecine, astronomie, physique, philosophie morale ; eux seuls enseignoient tout, donnoient à
tout la couleur utile à leurs intérêts. L'appareil mystérieux des initiations imprimoit
encore dans les ames, de plus profonds sentimens de respect et de crainte : et la conduite réservée, ainsi que les doubles doctrines de ceux des Grecs qui se vantoient d'avoir
reçu leurs leçons, prouve que pour obtenir
quelque communication de leurs dogmes,
il falloit s'engager au secret, ou promettre
de n'en faire part qu'à des adeptes liés par le
même serment. Qu'on juge combien durent
être avilissans et cruels l'asservissement et
le malheur de cette ancienne Egypte, regardée comme le berceau de la sagesse, et
comme l'une des premières écoles du genre
humain !

Pour rendre cette vérité plus frappante, on pourroit observer encore que les lumières qui, librement répandues dans toute une nation, deviennent la sûre sauve-garde de la morale, de la liberté, du bonheur particulier et public, ne sont qu'un moyen de plus de tyrannie, une cause nouvelle de dégradation et de malheur, lorsqu'elles se trouvent resserrées par les institutions, dans une classe particulière de la société.

L'usage où l'on étoit en Egypte d'embaumer les corps, sembloit devoir conduire ces prêtres médecins à quelques découvertes anatomiques : mais il est aisé de voir qu'elles furent nécessairement très-bornées, si l'on considère la manière dont se faisoit cette opération.

Leurs contemporains et leurs voisins ont à l'envi, célébré les profondes connoissances qu'ils leur supposoient en hygiène : la santé presque toujours égale, et la longévité des Egyptiens, étoient un sujet d'étonnement pour des peuples dévorés de passions turbulentes et livrés à des excès de tout genre. Faudra-t-il chercher la cause de ce prétendu phéno-mène (dont la salubrité du climat de l'Egypte donneroit seule peut-être une explication

satisfaisante) dans des lumières extraordinaires, sur lesquelles d'ailleurs on ne nous
fournit aucun détail ?

Nous savons seulement que les Egyptiens
avoient sur la gymnastique, des idées absolument fausses. Ils ne la jugeoient capable,
que d'altérer l'ordre et l'équilibre des fonctions vitales. Ils reconnoissoient bien, à la
vérité, qu'elle peut produire une exaltation
momentanée des forces; mais ils soutenoient
qu'elle en épuise la source, et qu'elle en
trouble la juste distribution. Pour justifier,
ou plutôt pour excuser des assertions si dépourvues de fondement, on pourroit dire
que la chaleur du climat d'Egypte y rend
l'exercice moins nécessaire, et que les violens mouvemens du corps y peuvent devenir
quelquefois nuisibles, aux personnes qui
mènent habituellement une vie sédentaire.
Peut-être aussi ces prêtres ne vouloient-ils
parler que de la gymnastique appliquée au
traitement des maladies aiguës, dont Hérodicus faisoit en Grèce des essais si malheureux, et dont Hippocrate faisoit si bien sentir les inconvéniens et les dangers.

Ainsi donc, en Egypte, les prêtres avoient
usurpé l'empire exclusif des lumières : ils

étoient les seuls médecins. Dépositaires de
toutes les connoissances réelles, ou fausses,
ils dominoient également le peuple , et par
les mensonges dont ils avoient soin de le
nourrir, et par les vérités dont ils se réser-
voient pour eux seuls, la jouissance et les
avantages. La médecine s'enseignoit dans
leurs temples, avec ces cérémonies d'ini-
tiation qui font des croyans , et non des
hommes éclairés. On l'avoit d'ailleurs soumise à des loix absurdes , qui ne lui permet-
toient plus de progrès ultérieurs. Celle qui
fixoit l'époque de l'application des remèdes ,
dans toutes les maladies , interdisant toute
expérience et même toute observation nouvelle, eût seule suffi pour retenir l'art dans
une éternelle enfance. Celle qui le divisoit en
autant de branches , qu'il pouvoit se rencontrer de maladies, ou d'organes affectés ,
considéroit le corps humain comme une
machine dont les différentes pièces peuvent
être fabriquées et raccommodées séparément; sans tenir compte de cette influence
de la sensibilité qui , répandue dans toutes ,
les fait agir les unes sur les autres , suivant
des règles dont leur structure particulière ne
peut souvent rendre raison. Enfin , celle qui

lioit le fils aux travaux de son père, avoit sans doute pour but de faire hériter chaque âge, des découvertes du précédent : mais elle suppose autant d'ignorance des véritables procédés de l'esprit, que des circonstances qui peuvent déterminer sa première et constante direction.

Chez les Chaldéens et chez les Babyloniens, qu'on nous représente comme livrés aux observations et aux études astronomiques, la médecine dut emprunter, de ces études et de ces observations, les vues qui pouvoient avoir quelque rapport avec son objet particulier. On retrouve encore des vestiges de cette application des connoissances astronomiques à la médecine, chez les Grecs, qui la cultivèrent avec beaucoup plus de gloire. Hippocrate lui-même n'a pas dédaigné ces résultats généraux, que la connoissance du ciel et la marche des saisons, peuvent fournir au médecin.

Au reste, si l'on en croit Hérodote, les malades étoient placés à Babylone, dans les lieux publics. Ils restoient exposés à la vue des passans, auxquels on demandoit pour eux, des conseils et des moyens de guérison. Le premier venu, s'il reconnoissoit, ou s'il croyoit reconnoître dans leur état , quelque analogie avec d'autres maladies qu'il eût eu déjà l'occasion d'observer , indiquoit les remèdes , ou les plans de traitement par le moyen desquels ces dernières avoient été guéries : on forçoit même , suivant Héro-dote , tout le monde à donner un avis quel-conque sur chaque maladie : on exécutoit souvent la consultation ; et le malade n'en mouroit pas toujours.

En Grèce , la médecine fut d'abord , à l'imitation de l'Egypte , cultivée dans les temples. Plusieurs dieux avoient alors la prétention de veiller sur la santé des hom-mes : ils se partageoient leurs hommages et sur-tout leurs offrandes. Mais les plus accré-dités ne se bornoient pas à cet unique talent : Apollon guérissoit les malades , et prédisoit l'avenir. Bientôt ses prêtres, voyant que le dernier métier devenoit beaucoup plus lucratif, renoncèrent pour lui, à la mé-decine. Des hommes de bon sens , que déjà ces bons prêtres cherchoient à faire consi-dérer comme fort dangereux, ne firent pas difficulté d'en conclure dès-lors , que la cu-riosité la plus vaine l'emporte dans le cœur de l'homme sur tous les autres intérêts ; et que, de deux jongleries, la plus absurde est encore celle qui réussit le mieux.

Diane-Epione, Minerve, Junon, se mêloient aussi de guérir.

Mais Esculape prit bientôt le dessus. Quelques prêtres d'Apollon se réunirent pour cette sainte et profitable entreprise. Recueillant la médecine, comme un héritage délaissé dont on pouvoit encore tirer parti, ils bâtirent des temples spacieux et commodes, au nouveau dieu de la santé. C'est pour cela que les Grecs, dont la langue animoit tout par les métaphores et l'allégorie, disoient Esculape fils d'Apollon. On devine facilement ce que devint l'art à peine au berceau, cultivé par ces prêtres avides et menteurs. Aristophane nous apprend de quelle manière leur dieu rendoit ses oracles. Ceux qui venoient le consulter, commençoient par se purifier dans l'eau lustrale : ils déposoient leur offrande sur l'autel, et se couchoient au milieu du temple. Aussi-tôt qu'on les supposoit endormis, un prêtre vêtu des habits d'Esculape, imitant ses manières et suivi des filles du dieu, c'est-à-dire de jeunes comédiennes, instruites à jouer lestement ce rôle, entroit pour indiquer à chacun, le remède que le récit de sa maladie faisoit juger le plus utile pour sa guérison. Comme le dieu ne devoit se dévoiler qu'en songe, les malades étoient couchés sur des peaux de bélier, destinées à procurer des songes divins. C'étoit un crime de ne pas feindre le plus profond sommeil, même lorsqu'on étoit le mieux éveillé ; et il falloit bien se garder de mettre en doute que ce qu'on avoit entendu de ses oreilles, ou vu de ses yeux, ne fût une vision céleste. Le valet, dans la bouche duquel Aristophane met tout ce récit, peint d'une manière comique, l'astuce de ces hommes divins et leur pieuse avidité. L'adresse, la promptitude du sacrificateur à ramasser, et à mettre dans son sac, tout ce qui se trouvoit sur les autels et sur la table des sacrifices, excita, dit-il, son admiration, et lui donna la plus grande idée du savoir-faire de son dieu.

Du temps de Lucien, les jongleries sacerdotales étoient déjà tombées dans le mépris. Mais les fainéans dont elles étoient le patrimoine, ne perdirent pas courage. Les personnes qui ne sont pas entièrement étrangères à l'histoire de cette époque, savent quels efforts et quelle persévérance ils employèrent à ressusciter des croyances et des pratiques rejetées par tous les hommes de bon sens; efforts et persévérance très-inutiles sans doute! mais qui fournirent plus d'une fois, l'occasion d'observer l'hypocrisie profonde et l'audace de ces imposteurs sacrés. On trouve dans Lucien, l'histoire d'un misérable de cette espèce, qui s'étant établi dans un ancien temple d'Esculape, s'y jouoit effrontément de la crédulité du peuple, et qui même trouva le moyen de prendre dans ses filets, quelques sénateurs romains vieux et imbécilles. Cette histoire, curieuse à tous égards, est très-propre à dévoiler ces artifices si puissans, quoique presque toujours si grossiers, par lesquels on a trompé de tous temps, la partie ignorante et crédule des nations (1).

Les anciens prêtres, suivant l'observation de Plutarque, construisoient leurs temples sur des hauteurs et dans une belle exposition. L'air qu'on y respiroit, naturellement pur à cause de l'élévation du sol, étoit encore assaini par l'influence des bois qui les environnoient. Ces bois devinrent eux-mêmes l'ob-

____

(1) Voyez l'*Alexandre* de Lucien.

jet d'une vénération religieuse : on les conservoit avec soin ; et leur ombre ajoutoit beaucoup au respect que ne pouvoit manquer
d'inspirer au peuple, la demeure de ses dieux.
Les temples d'Esculape jouissoient sur-tout
de ces avantages, qui leur sembloient plus spécialement appropriés. Un séjour malsain ne
pouvoit convenir au dieu de la médecine. Si
ses avis ne rendoient pas toujours la santé,
il falloit du moins qu'on ne vînt pas contracter
de nouvelles maladies au pied de ses autels.
Moyennant quelques sages précautions sur
ce point, beaucoup de guérisons devoient
s'opérer par la distraction que les malades
trouvoient sur leur route, en se rendant aux
temples, par un exercice souvent inaccou-
tumé, par la salubrité d'un air nouveau,
par ces impressions vivifiantes que les sites
élevés produisent sur l'homme et même sur
la plupart des animaux, enfin par l'espérance plus vivifiante encore. Esculape avoit
fait comme certains médecins, plus rusés
peut-être que véritablement habiles : il s'étoit
placé dans des lieux dont l'heureuse influence
ne lui laissoit souvent rien à faire ; et il sou-
tenoit d'autant mieux sa réputation, qu'il
avoit moins besoin de la mériter.

Les temples d'Esculape étoient vastes ;
dans leur enceinte se trouvoient des loge-
mens commodes pour les prêtres : mais,
comme le dieu ne permettoit pas qu'on y
mourût, ce qui, dans le fait, eût été fort
indécent, les personnes attaquées de maladies graves, et les femmes sur la fin de la
grossesse, étoient obligées de se faire transporter dans le voisinage ; et souvent elles
restoient en pleine campagne, exposées à
toutes les injures du temps. Le dieu défendit
aussi de consommer ailleurs que dans l'enceinte du temple, aucune partie des offrandes et des victimes. Cette défense étoit encore assez politique : on voit que, sage et
rempli de prévoyance, il n'avoit pas moins
à cœur le bien-être de ses ministres, que sa
propre considération.

Parmi le grand nombre de temples consacrés à Esculape, les plus fameux furent ceux
d'Epidaure, de Pergame, de Cos et de Cnide.
Celui de Cos fut brûlé du temps d'Hippocrate. Les murs et les colonnes en étoient
chargés d'inscriptions qui retraçoient briè-
vement l'histoire des maladies, et celle des
traitemens employés avec succès, d'après le
conseil du dieu. Les gens riches faisoient

graver ces inscriptions sur des métaux , sur
le marbre, ou sur la pierre ; les pauvres sur
de simples tablettes de bois. Quelqu'imparfaites que fussent ces descriptions de maladies et de traitemens , leur collection n'en
étoit pas moins précieuse : c'étoient les premiers rudimens de l'art ; et la méthode
d'observation et d'expérience, qui peut seule
lui donner des fondemens solides , commençoit à s'y montrer.

Les prêtres d'Esculape vouloient tous
passer pour ses descendans. Ceux qui prési-
doient aux écoles de Cnide , de Rhodes et
de Cos, se disoient également Asclépiades.

L'école de Rhodes n'existoit plus du
temps d'Hippocrate : celle de Cos , au sein
de laquelle naquit ce grand homme , et celle
de Cnide sa rivale , fleurirent quelque temps
ensemble. La médecine dut à leur jalousie
mutuelle, les progrès qu'elle fit, en quelque
sorte , tout-à-coup à cette époque. Cnide
produisit plusieurs médecins distingués ,
entr'autres Euriphon , qui publia les *Sentences Cnidiennes,* pendant la jeunesse d'Hippocrate, et Ctésias qui pratiquoit la médecine à la cour d'Artaxerxès, à-peu-près dans
le même temps. Ce dernier se rendit égale-

ment célèbre par les succès qu'il obtint dans son art, et par les monumens historiques dont il enrichit la littérature de son pays (1).

§. II.

La médecine cultivée par les premiers philosophes.

JUSQUE-LA, les médecins, successivement poètes, héros, ou prêtres, n'avoient été que de simples empiriques, et souvent même que de misérables charlatans. Ils observoient les maladies et leurs signes; ils expérimentoient les remèdes; ils en notoient les effets; et dans les cas nouveaux, ils se décidoient par les analogies. Leur théorie, aussi vague que leur pratique étoit vacillante, se trouvoit noyée dans des détails de règles minutieuses et subtiles, ou renfermée dans quelques généralités trop loin du positif des faits, pour y pouvoir devenir d'une utile application. L'ignorance des peuples avoit dispensé les médecins de donner à l'art,

––––––––––––––

(1) Ces monumens étoient au fond, très-peu de chose; et ils ne méritoient guère de donner une grande réputation à leur auteur.

une forme plus rationnelle ; et la crédulité publique, fruit de cette même ignorance, avoit rendu presque général parmi
les personnes plus éclairées, un systême coupable de supercherie et de mensonge habituel.

Mais bientôt, des hommes d'un caractère
plus noble et d'une raison plus ferme commencèrent à diriger leur curiosité vers l'é-
tude de tous les arts naissans. Ils s'occupèrent
d'abord de ceux qui se rapportent aux premiers besoins de la vie. La morale privée et
publique étoit sans doute à leurs yeux, de
ce nombre : on les voit employant la sagacité
de leur attention, à en rechercher les loix ; la
force de leur jugement à les tracer ; l'ascendant de leur éloquence à faire sentir les
avantages qui résultent pour les individus
et pour les sociétés, d'une soumission raisonnée, mais entière à ces loix éternelles.
La physique générale, l'astronomie, la géométrie, toutes sciences encore au berceau,
étoient simultanément l'objet de leurs méditations. Dans cet examen, quoique bien
superficiel, des différentes classes de phénomènes que présente la nature, ils contrac-
toient l'habitude d'une certaine méthode :

bientôt même elle devint pour eux, d'une absolue nécessité.

Quand ensuite ces mêmes sages portèrent leurs regards sur la médecine, ils purent commencer à l'éclairer d'une lumière plus pure. Accoutumés à ranger dans un ordre quelconque, leurs diverses connoissances, à chercher des rapports entr'elles, à les enchaîner les unes aux autres, ils sentirent combien il devenoit indispensable de classer cette foule incohérente d'observations médicales, afin de les soumettre avec plus de fruit, à l'examen du raisonnement. Et si, d'un côté, pour se reconnoître au milieu de tant de faits sans liaison connue, il falloit absolument adopter une classification ; il n'étoit pas moins nécessaire, de l'autre, pour en fixer les résultats dans la mémoire, de les rédiger et de les énoncer en principes généraux.

La révolution que les premiers philosophes firent subir à l'art de guérir, étoit en effet indispensable. Le temps étoit venu de le tirer du fond des temples, et de dissiper, au moins en partie, les ténèbres dont l'ignorance et le charlatanisme l'avoient enveloppé. Quand ces premières tentatives n'au-

roient fait que le produire au grand jour,
c'étoit déjà beaucoup pour hâter ses progrès
ultérieurs. Dès-lors, une doctrine raisonnée
fut mise à la place de ces recueils indigestes
de formules : des combinaisons plus hardies
commencèrent à lier les principes de la
science à ceux des autres connoissances humaines ; et son étroite connexion avec les
diverses branches de la physique et de la
morale, devint de plus en plus sensible,
pour des yeux que les livres ne pouvoient
encore distraire de la pure observation.

Ces philosophes firent donc perdre à la
médecine, son caractère hypocrite et superstitieux : ils transformèrent une doctrine
occulte et sacerdotale, en science vulgaire,
en art usuel. Cette révolution fut infiniment
utile ; elle le fut également à la médecine
et à la philosophie. Mais, il faut en convenir,
ses heureux effets se trouvèrent, en quelque
sorte, identifiés avec de graves inconvéniens.
En remédiant à des défauts, on tomba dans
un excès dangereux. Non contens d'appliquer à la médecine, cette métaphysique
générale et supérieure qui plane sur toutes
les sciences, et qui peut seule en éclaircir
les principes et les procédés, les philosophes

s'efforcèrent d'y transporter les prétendues loix de leur physique, et différentes autres hypothèses, d'autant plus fécondes en erreurs dans cette application, que leurs objets particuliers étoient absolument étrangers à l'étude du corps vivant.

Ainsi, Pythagore vouloit expliquer les loix de l'économie animale, la formation des maladies, l'ordre de leurs phénomènes, l'action des médicamens, par la puissance des nombres ; Démocrite, par le mouvement et par les rapports de forme, ou de situation des atomes ; Héraclite, par les diverses modifications que peut éprouver l'influence du feu créateur et conservateur de l'univers. Il étoit naturel que l'hypothèse dont chacun d'eux se servoit pour concevoir la production de tous les êtres, leur fournît aussi l'explication de cette suite de faits que présentent leur développement, l'action exercée sur eux par les autres substances, les altérations dont ils sont susceptibles, et leur destruction finale, ou le changement de forme que nous appelons leur mort. De-là, naquirent tant de futiles théories, qu'on retrouve encore dans les ouvrages de Platon, d'Aristote, de Plutarque, et dont ceux d'Hippocrate lui-même ne sont pas entièrement dégagés. Par exemple, Empedocle, disciple de Pythagore, composoit la chair, des quatre élémens unis dans une égale proportion ; il faisoit refroidir les nerfs (1) par l'action de l'air extérieur, pour donner naissance aux ongles ; il mettoit le sang dans un état de fonte, et il en voyoit résulter la sueur et les larmes ; enfin il unissoit la terre et l'eau, pour former la charpente osseuse des corps vivans. Timée de Locres avoit imaginé une cosmogonie nouvelle : il en faisoit aussi découler ses vues physiologiques et ses plans de traitement. Eudoxe, Epicharme, Démocède, &c., suivoient les sentimens de l'école italique, fondée par Pythagore : et leur médecine avoit pour base et pour guide, cette philosophie si célèbre et pourtant si mal connue, même chez les anciens, mais pour laquelle, en considérant ses utiles résultats politiques et moraux, il est impossible de ne pas éprouver un sentiment de respect.

----

(1) C'étoient les tendons que les anciens entendoient, en général, par le mot *nerfs* : cependant ce mot paroît avoir quelquefois chez eux, désigné les nerfs véritables.

Enfin, tous les gens de lettres, que la vie sédentaire et la nature de leurs travaux disposent aux affections mélancoliques, étudioient la médecine, comme un objet de méditations sur eux-mêmes : leur état valétudinaire habituel les forçant d'invoquer souvent son secours, ils avoient aussi pour but de veiller plus immédiatement et plus utilement sur leur propre santé. Cette instruction, souvent superficielle, ne pouvoit manquer de jeter dans des imaginations actives, les germes de beaucoup d'erreurs. Ceux d'entre ces gens de lettres qui ne joignoient pas l'observation des maladies à leurs connoissances théoriques, telles qu'elles étoient transmises dans les écoles par l'enseignement oral, ou consignées dans le petit nombre d'écrits répandus à ces époques reculées, se laissèrent entraîner facilement à des visions singulières : et ce fut l'habitude même d'ordonner et de systématiser toutes leurs idées, qui rendit leurs écarts plus graves et plus dangereux.

De tous les philosophes livrés alors à l'étude de la médecine, celui qui sut le mieux se garantir de l'esprit d'hypothèse, fut Acron, originaire d'Agrigente en Sicile.

Ce génie original et hardi , que les empiriques des siècles postérieurs ont regardé comme leur chef , voulut ramener l'art de guérir à la seule expérience. Il y réduisit tous les raisonnemens à l'appréciation des symptômes , qu'il permettoit de comparer , et à l'examen des analogies , desquelles il reconnoissoit qu'on peut souvent tirer les indications. Mais quoique , de son vivant , il jouît déjà de beaucoup de gloire , ses opinions ne purent alors balancer l'ascendant des théories plus affirmatives et plus dogmatiques : ce fut long-temps après , qu'elles devinrent le point de ralliement d'une secte de médecins respectables. Quoique ces opinions fussent moins dangereuses dans la pratique de l'art, que celles de leurs adversaires , il est trop certain que l'esprit de rivalité poussa presqu'également les unes et les autres au-delà des limites de la raison : la raison les eût au reste facilement rapprochées ; car la dispute , comme je l'ai fait voir ailleurs (1), ne rouloit, à proprement parler, que sur des mots.

---

(1) Dans l'écrit intitulé : *Du degré de certitude de la Médecine.*

Les premiers philosophes firent donc du bien et du mal à la médecine. Ils l'arra—chèrent à l'ignorance sans méthode ; mais ils la précipitèrent dans plusieurs hypothèses hasardées : ils la firent passer de l'empyrisme aveugle, au dogmatisme imprudent. Son sort fut en tout, le même que celui de la morale. La médecine n'étoit d'abord entre les mains des poètes, qu'un recueil d'images, ou de sensations fines ; entre les mains des prêtres, elle adopta le langage vague et l'accent mystérieux de la superstition ; entre les mains de ces premiers philosophes, dont les efforts méritent d'ailleurs beaucoup de reconnoissance, ses matériaux épars, confus, incohérens se réunirent pour former des ensembles plus ou moins réguliers, plus ou moins complets : mais elle adopta les principes de plusieurs autres sciences qui n'étoient pas encore faites elles-mêmes ; elle partagea leurs erreurs, qui la défiguroient d'autant plus, que ces sciences n'avoient, pour la plupart, rien de commun avec elle. On peut même dire qu'elle parcourut, en quelque sorte, le cercle entier des faux systêmes, qui régnoient dans les diverses parties des connoissances humaines, et qui se remplaçoient tour-à-tour.

§. I I I.

Hippocrate.

ENFIN, parut Hippocrate. Il étoit de la famille des Asclépiades. Ses ancêtres, de père en fils, durant dix-sept générations, avoient exercé la profession de médecin dans l'île de Cos, dont l'école leur étoit confiée. Hippocrate suça donc les principes de l'art avec le lait maternel. Entouré dès l'enfance, de tous les objets de ses études ; cultivé par les maîtres les plus célèbres dans l'éloquence et la philosophie ; enrichi du plus vaste recueil d'observations qui pût exister alors ; enfin doué, par la nature, d'un génie à la fois observateur et étendu, hardi et sage, il entra dans la carrière, sous les plus heureux auspices, et la parcourut, pendant plus de quatre-vingts ans, avec une gloire, également due à ses talens et à l'élévation de son caractère vertueux.

Euryphon venoit, comme nous l'avons déjà vu, de publier les Sentences Cnidiennes. Hérodicus, en faisant renaître la médecine gymnastique, dont la première invention étoit attribuée à Esculape, lui donnoit un caractère plus scientifique et plus régulier. On savoit étudier les maladies : on connoissoit la plupart des remèdes généraux, tels que la saignée, les vomitifs, les purgatifs, les bains, l'emploi des instrumens tranchans et du cautère actuel, ou du feu : et quoique la routine, les fausses théories, et la superstition défigurassent encore la plupart des traitemens, un meilleur esprit commençoit à luire par intervalles, dans presque toutes les parties de l'art.

A cette époque, les doctrines de Pythagore et d'Héraclite se partageoient l'empire de la philosophie. Sans avoir perdu tout l'éclat de la nouveauté, elles jouissoient déjà du respect que la puissance de l'habitude attache aux opinions anciennes ; respect d'autant plus profond, que les peuples sont plus ignorans et plus grossiers.

En même temps, florissoit à Crotone, dans la Grande-Grèce, l'école italique, fondée par Pythagore, ou plutôt par ses disciples, qui, perfectionnant ses vues bienfaisantes, embrassoient toutes les sciences, et les faisoient concourir à leur vaste plan d'amélioration du genre humain.

Ce fut dans ces circonstances, qu'Hippocrate (1) se montra, pour ainsi dire, tout-à-coup, et donna pour toujours à l'école de Cos, une prééminence qu'elle méritoit sans doute, puisqu'elle avoit su développer de si rares talens. Ce fut au milieu des jeux de l'enfance, qu'il reçut de la bouche de ses parens, les notions élémentaires de la médecine ; à l'aspect des maladies, qu'il apprit à les reconnoître ; en voyant préparer et mettre en usage les remèdes, qu'il se rendit également familiers leur préparation et leur emploi. Les premiers tableaux qui frappent des sens avides d'impressions, les premières comparaisons qu'elles produisent dans une intelligence toute neuve, les premiers jugemens d'une raison naissante, ont d'autant plus d'influence sur le reste de la vie, que leurs traces et les habitudes qu'ils produisent, sont ordinairement ineffaçables. C'est alors que sont déterminés, et la tournure du caractère, et le genre, ou la direction des travaux de l'esprit. La funeste aptitude à se payer de mots, en n'attachant à ceux dont on se sert, que des idées fausses ou vagues, tient peut-être en grande partie, à l'habitude

---

(1) Il étoit né dans la quatre-vingtième olympiade.

de se peindre sans cesse des objets qu'on n'a pas vus, et de remplacer l'ouvrage des sens, par celui de l'imagination. Une manière de juger entièrement saine dépend de sensations complètes et justes ; et les organes destinés à les recevoir, ont besoin de culture, c'est-à-dire d'un exercice bien dirigé. Or, la nature, ou les objets étant nos véritables maîtres, et leurs leçons, à la différence de celles des hommes, ou des livres, se proportionnant toujours à nos facultés, ce sont les seules qui ne soient presque jamais infructueuses, les seules qui ne nous égarent jamais. Il faut donc, en général, se familiariser de bonne heure, avec les images qui doivent fournir dans la suite, les matériaux de tous les jugemens : et par rapport à chaque art en particulier, l'homme qui s'y destine ne sauroit se placer trop tôt, au milieu des objets de ses études, et dans le point de vue convenable au genre, au caractère et au but de ses observations.

Hippocrate ne fut pas moins bien traité par les circonstances, que par la nature. La nature l'avoit doué de l'organisation la plus heureuse : les circonstances l'environnèrent dès l'âge le plus tendre, de tout ce qui pou-

voit concourir le plus utilement à son éducation.

Le bon sens, joint à l'esprit d'invention (1),
est ce qui distingue un très-petit nombre
d'hommes privilégiés. (J'entends ici, le bon
sens qui plane au-dessus des opinions ré-
gnantes, et dont les jugemens devancent ceux
des siècles). Hippocrate fut de ce petit nombre.
Il vit qu'on avoit fait trop et pas assez pour
la médecine. Il la sépara donc de la philosophie, à laquelle on n'avoit pas su l'unir par
leurs véritables et mutuelles relations. Il la
ramena dans sa route naturelle, l'expérience
raisonnée. Cependant, comme il le dit lui-
même, il transporta ces deux sciences l'une
dans l'autre ; car il les regardoit comme inséparables : mais il leur assigna des rapports
absolument nouveaux. En un mot, il délivra
la médecine des faux systêmes, et il lui créa
des méthodes sûres ; c'est ce qu'il appeloit
avec raison, rendre la médecine philosophique : d'un autre côté, il fit rejaillir sur
la philosophie morale et physique, les lumières de la médecine ; c'est en effet ce
qu'on peut appeler avec lui , transporter

_____

(1) C'est le véritable génie.

celle-ci dans la première. Tel fut son but général.

Le véritable esprit philosophique d'Hippocrate se retrouve tout entier dans ses épidémies, et dans ses livres aphoristiques. Ses épidémies ne sont pas seulement de magnifiques tableaux des maladies les plus graves : elles montrent encore sous quels points de vue les observations doivent être faites; comment on peut en saisir les traits frappans, sans se perdre soi-même, et sans égarer et fatiguer le lecteur, ou l'auditeur, dans des détails inutiles. Ses livres aphoristiques ont passé dans tous les temps, pour des modèles de grandeur dans les vues et de précision dans le style. On y retrouve par-tout, cette méthode, vraiment générale, la seule qui soit appropriée à la manière dont s'exercent nos facultés intellectuelles, et qui, dans chaque art, ou dans chaque science, faisant naître les axiomes des observations, transforme les résultats des faits, en règles; méthode qui n'est elle-même réduite en principes, que depuis peu de temps, et qui, dans les siècles passés, ne pouvoit être devinée que par quelques génies heureux.

Ce nouvel esprit, porté dans l'art de guérir , fut comme une lumière soudaine qui dissipe les fantômes de la nuit, et rend aux objets leur véritable forme , et leur couleur naturelle. En repoussant les erreurs des siècles passés , Hippocrate apprit à mieux s'emparer de leurs utiles travaux. On vit, avec un degré d'évidence inconnu jusqu'alors , l'enchaînement et la dépendance, ou des faits observés , ou des conséquences qui se déduisoient légitimement de leur comparaison. Toutes les découvertes n'étoient pas sans doute faites encore : mais dès ce moment, on étoit dans la route qui peut seule y conduire ; dès-lors , on auroit eu , si l'on avoit su ne pas s'en écarter , un moyen sûr d'apprécier avec exactitude, les idées nouvelles que le temps devoit faire éclore : et si les disciples d'Hippocrate eussent bien compris ses leçons, ils auroient pu jeter tous les fondemens de cette philosophie analytique, par le secours de laquelle désormais l'esprit humain se créera , pour ainsi dire , chaque jour, des instrumens nouveaux et plus parfaits.

Ainsi, ce grand homme , bien loin de bannir de la médecine la vraie philosophie, dont elle ne peut se passer, étendit au contraire les avantages qu'elles peuvent tirer l'une de l'autre, en fixant les limites qui les séparent; et il réunit leurs principes et leurs doctrines, par les seuls points de vue qui leur soient réellement communs.

Hippocrate n'a point exposé sa méthode d'une manière assez détaillée, pour qu'on en puisse examiner tous les procédés avec une exactitude minutieuse : mais il indique dans plusieurs traités particuliers, l'esprit général qui lui paroît le seul propre à diriger sûrement les recherches de la médecine, et à perfectionner, ou à faciliter son enseignement. Tels sont les deux morceaux intitulés : Περι ἀρχαιης ἰητρικης, et περι τεχνης.

Mais cette excellente méthode se montre bien mieux encore dans ses ouvrages de pratique, par exemple, dans ses épidémies, dans ses livres aphoristiques, dans ses différens traités sur le régime; j'ajoute, et dans celui des airs, des eaux et des lieux : c'est-là, que sa philosophie médicale est véritablement en action, et que l'auteur, en nous initiant à tous les secrets d'une observation fine et sûre, nous dévoile l'art plus savant et plus difficile encore, d'en circonscrire les résultats, avec une

précision de raisonnement qui ne laisse aucun doute sur la légitimité de ces derniers.
Les pures observations sont , en quelque
sorte , la matière de toutes ses vues générales : il faut, comme le remarque Bordeu,
que ces dernières n'en soient que la conclusion. C'est pour cela que ces différens écrits
sont encore une des lectures les plus ins-
tructives qu'on puisse faire : non que les
faits qui s'y trouvent recueillis, n'aient été
fondus par les modernes, dans des collections infiniment plus riches et plus complètes ; mais parce que nul autre écrivain
sans exception , ne nous introduit si avant
dans le sanctuaire de la nature , et ne nous
apprend à l'interroger avec cette sage retenue et cette scrupuleuse attention, qui seules
nous mettent en état de tracer d'après ses
réponses , des principes et des règles qu'elle
ne puisse jamais désavouer.

Nous avons dit qu'Hippocrate avoit trouvé
dans sa famille , et pour ainsi dire autour de
son berceau , tous les moyens de développer
son génie. Mais il ne s'en étoit point tenu à
cette première culture. Des maîtres célèbres
dans presque tous les genres, commençoient
à marquer la place honorable que les peu-

ples grecs ont occupée parmi toutes les na-tions de l'univers. Nous avons dit aussi que la médecine gymnastique d'Hérodicus étoit alors dans toute sa vogue. Ce médecin, pro-fitant de la passion des Grecs pour les exer-cices du corps, s'efforçoit d'y faire voir un moyen général de traiter les maladies. On savoit, par expérience, que rien n'est plus utile pour conserver la santé : il ne fut pas difficile de persuader que ce même moyen est également propre à la rétablir. Dans des temps où l'ignorance étoit beaucoup plus profonde, les prêtres avoient combiné la médecine avec la religion : Hérodicus la com-binoit avec l'institution publique le plus généralement adoptée dans les divers Etats de la Grèce ; avec le genre d'amusement pour lequel le peuple témoignoit par-tout le plus de passion.

Hippocrate devint son disciple. Il profita de ce que sa pratique pouvoit offrir d'utile et de vrai. Mais il fut un des premiers à sen-tir combien les dogmes de son maître avoient besoin d'être limités dans leur appli-cation : et bientôt des observations et des expériences plus attentives lui prouvèrent que dans un grand nombre de maladies , non-seulement l'exercice ne guérit pas , mais qu'il en rend tous les accidens plus graves et plus dangereux.

Dans le même temps , l'orateur Gorgias donnoit à Athènes , des leçons publiques d'éloquence. Hippocrate regarda cette étude comme une espèce de complément à son éducation. Il savoit combien le talent de parler et d'écrire contribue aux succès de la vérité : il paroît aussi n'avoir pas méconnu combien l'art du raisonnement lui - même tient à celui du langage. C'est dans cette excellente école , qu'il reçut les principes de ce style mâle et simple qui lui est particulier : style parfait dans son genre , et spécialement propre aux sciences , par la clarté des tours et le naturel de l'expression ; et non moins remarquable encore , par la vivacité des images et par cette rapidité qui semble ne faire que parcourir les objets , mais qui cependant les approfondit tous , en saisissant et rapprochant leurs traits véritablement distinctifs. Si l'histoire nous donne une idée juste de cet orateur célèbre, Hippocrate put effectivement lui devoir en partie , le talent précieux d'embellir toujours sa pensée , sans y joindre aucun ornement étranger , et de retenir son langage dans ce degré moyen d'éclat et d'élégance qui peut-être est le seul permis au médecin, sans cesse détourné de ses études solitaires, par les travaux journaliers de son art.

Celse et Soranus veulent aussi qu'Hippocrate ait eu Démocrite pour maître. Mais le médecin étoit déjà célèbre dans la pratique, quand il vit le philosophe pour la première fois. Appelé près de lui par les Abdéritains, il vit un sage dans celui que ce peuple lui donnoit à traiter comme un fou : mais il n'étoit plus d'âge à rentrer dans une école ; et s'il tira véritablement des lumières de son prétendu malade, ce fut uniquement dans quelques courtes conversations. Au reste, les doctrines d'Héraclite sont celles qu'Hippocrate paroît avoir adoptées de préférence : elles forment la base de sa physique générale, qui n'est, à vrai dire, qu'un tissu de pures hypothèses ; il les a fait entrer dans sa physiologie ; et même il ne les a pas toujours entièrement bannies de ses observations pratiques et de ses plans de traitemens.

A son début dans le monde, Hippocrate se fit connoître par un trait infiniment remarquable. Tel est, du moins, le récit de

Soranus. Hippocrate , dit-il , traitoit conjointement avec Euryphon de Cnide, médecin plus âgé que lui , le jeune Perdicas , fils
d'Alexandre , roi de Macédoine. Ce prince
étoit attaqué d'une fièvre lente , dont on ne
pouvoit découvrir la cause , mais qui minoit
en lui les forces de la vie , et le condui-
soit rapidement au tombeau. La sagacité du
jeune médecin lui fit présumer que la maladie dépendoit de quelque affection morale.
Comme il observoit attentivement les dé-
marches , les paroles , les gestes , et jusqu'aux
plus légères impressions de son malade , il
s'apperçut que la présence de Phila , ancienne maîtresse de son père , le faisoit
changer de couleur. Il jugea que l'amour
seul pouvoit guérir le mal qu'il avoit causé :
et la belle Phila ne s'étant point montrée
insensible à l'état du jeune prince , l'application d'un très-doux remède eut le succès
le plus heureux.

On attribue une cure du même genre au
médecin Erasistrate.

Hippocrate , à l'exemple des philosophes
de son temps , entreprit différens voyages.
Il parcourut toute la Grèce d'Asie et d'Europe , et la plupart des îles de l'Archipel : il

remonta même du côté du Nord, jusqu'aux cantons habités par les Scythes nomades. La Thessalie et la Thrace furent les deux parties de la Grèce où il résida le plus de temps. Les observations des maladies épidémiques ont été faites à Larisse, à Périnthe, à Thase, à Olynthe, à OEniade, à Phères, à Elis.

Dans la harangue de la députation qu'on attribue à Thessalus son fils, il est dit que l'Illyrie et la Pæonie se trouvant ravagées par la peste, leurs habitans firent offrir à Hippocrate, des sommes considérables pour l'engager à venir les secourir : mais que certains vents qui régnoient alors, lui faisant prévoir que le mal alloit bientôt pénétrer dans la Grèce, il ne voulut point quitter son pays, dans un danger si pressant.

Par son ordre, ses fils, son gendre et ses disciples se répandirent dans les différens Etats, avec les instructions et les remèdes nécessaires, soit pour prévenir la contagion, soit pour traiter les malades qui déjà en seroient atteints. Il se rendit lui-même en Thessalie ; et de-là, quelque temps après, à Athènes, où ses avis furent d'une si grande utilité, que, par un décret solennel du peuple, il reçut une couronne d'or, et fut initié aux grands mystères de Cérès et de Proserpine.

Ce récit ne peut que difficilement être mis d'accord, avec celui de Galien et celui de Thucydide. Galien dit que la peste d'Athènes, pendant laquelle Hippocrate donna beaucoup d'utiles conseils, étoit venue d'Ethiopie. C'est donc la grande peste que Thucydide a peinte avec des couleurs si frappantes. Or, ce fléau déploya ses premières fureurs pendant la guerre du Péloponnèse, la seconde année de la quatre-vingt-septième olympiade : et l'on s'accorde à placer la naissance d'Hippocrate vers la quatre-vingtième. D'après ces différentes données, il n'avoit alors que trente ans. Il pouvoit être déjà célèbre dans la médecine : mais il n'avoit pas assurément deux fils et un gendre en état de la pratiquer. D'ailleurs, comment Thucydide n'a-t-il pas même rappelé son nom dans une description si détaillée et si exacte ? Comment dit-il positivement au contraire, que les médecins n'entendoient rien à la maladie; que l'on mouroit également avec, où sans médecin; et que même les médecins mou-

roient, proportion gardée, en beaucoup plus
grand nombre , parce que leur devoir les
rapprochoit sans cesse des personnes attaquées de la contagion?

En attendant que ces difficultés s'éclaircissent, l'auteur des Voyages du jeune Ana-
charsis admet comme certains, les faits rappelés dans la harangue de Thessalus.

Parmi les lettres attribuées à Hippocrate,
il en est plusieurs qui sont évidemment sup-
posées, comme, par exemple, celles à Cra-
tévas qui vivoit du temps de Pompée ; à
Denys d'Halicarnasse , contemporain d'Auguste ; à Mécène, favori de ce trop célèbre
empereur ; à Philopémen , général de la ligue
Achéenne. Mais les deux lettres de Démocrite
à Hippocrate portent un grand caractère de
vérité. Le philosophe lui rappelle leur première entrevue, et les objets de leur entretien. « J'écrivois alors , dit-il, sur l'ordre de
» l'univers , sur la direction des pôles , sur la
» marche des astres. Vous eûtes occasion de
» juger que la folie étoit du côté de ceux qui
» m'accusoient d'être fou ». La réponse d'Hippocrate est digne de tous les deux ; elle respire une profonde mélancolie. Il s'y plaint
des peines de sa profession, des faux juge-

mens auxquels on y est exposé, de l'injus-
tice du public envers ceux qui l'exercent
avec le plus de zèle et de talent. Quoiqu'avancé en âge, il ne fait pas difficulté
d'avouer qu'il est encore loin d'avoir porté
la théorie et la pratique de son art, au degré
de perfection dont elles sont susceptibles : et
il déclare que dans le cours d'une longue
vie, consacrée à servir ses semblables, et
qui n'avoit pas été sans éclat, il a recueilli
bien plus de blâme qu'obtenu de succès.

Cependant, qui mérita mieux que lui
d'être heureux ? qui jamais a marqué son
passage sur cette terre, par plus de bienfaits, par l'exemple journalier de plus de
vertus ? qui s'est fait des idées plus sublimes
des devoirs de sa profession ? On les trouve
retracés et résumés, pour ainsi dire, dans le
serment de son école : il les a rappelés dans
plusieurs endroits de ses écrits, avec cet
accent de vertu et de vérité qui touche ; et
surtout, il les a pratiqués avec un sentiment d'humanité, qui doit faire chérir sa
mémoire, autant qu'on admire son génie et
ses travaux.

En faisant l'énumération des qualités nécessaires au médecin, et des moyens les plus

propres à les développer et à les cultiver, il semble se peindre lui-même ; il fait sa propre histoire. « Le médecin, dit-il, doit être
» décent dans son extérieur ; ses manières
» doivent être graves, sa conduite modérée.
» Dans les rapports intimes où sa profession
» le met avec les femmes, il est de son
» devoir de conserver beaucoup de retenue
» et de respect : qu'il ait sans cesse devant
» les yeux, la sainteté de ses fonctions ! Il
» ne doit être ni envieux, ni injuste envers
» les autres médecins, ni dévoré de la soif
» de l'or. Il évitera de se montrer grand
» parleur : mais cependant il sera toujours
» prêt à répondre aux questions, avec dou-
» ceur et simplicité. Il doit être modeste,
» sobre, patient, adroit, et prompt à faire
» sans se troubler, tout ce qui tient à son
» ministère ; pieux sans superstition ; hon-
» nête dans toutes les actions communes de
» la vie, comme dans l'exercice de sa profes-
» sion. En un mot, qu'il soit un parfait homme
» de bien ; et qu'il joigne aux habitudes d'un
» cœur droit, la sagesse, l'esprit, les ta-
» lens, le savoir et la dextérité, qui peuvent
» seuls rendre véritablement utile l'applica-
» tion pratique des règles de l'art ».

Il dit ailleurs : « Pour porter à un certain
» degré, les connoissances et l'art du méde-
» cin, il faut, indépendamment des dispo-
» sitions naturelles, dont rien ne peut tenir
» lieu, que, dès l'enfance, on se trouve au
» milieu de tous les objets de ses recherches;
» qu'on mette en usage tous les moyens de
» s'instruire, avec une constante application :
» il faut un esprit docile et sage, une saga-
» cité mûrie par l'étude, une activité bien
» dirigée, et, par-dessus tout cela, beau-
» coup de temps et de travail ».

Son éducation avoit été conduite d'après
le plan qu'il trace : le modèle qu'il s'étoit fait
d'un médecin vertueux, est le tableau de sa
propre vie ; il en avoit pris tous les traits
dans son cœur. Ce ne sont pas seulement
des malades guéris par ses soins, des pauvres
secourus par sa bienfaisance, des malheureux consolés par ses avis compatissans, qui
déposeront à jamais en l'honneur de cet
excellent et grand homme : il fut un digne
citoyen ; il défendit, il honora la cause
sacrée de la liberté, que les armes des Perses
mettoient bien moins encore peut-être en
danger, que leur or corrupteur. Ses opinions
fortes et généreuses ne furent pas le seul

hommage qu'il rendit à cette divinité de
toutes les grandes ames , à cette source unique des véritables vertus et du bonheur.
Car il n'est pas possible de passer ici sous
silence les tentatives que fit le grand - roi
pour l'attirer à sa cour, le refus d'Hippocrate,
et la manière noble dont il en explique les
vrais motifs. Un sénatus-consulte de la ville
d'Athènes , et plusieurs lettres qui s'y trouvent rappelées , nous font connoître ce fait
dans un assez grand détail (1).

La Perse étoit ravagée par la peste. Les
satrapes de l'Asie-mineure écrivent à Artaxerxès , pour lui faire part de la grande
réputation du médecin de Cos. Artaxerxès
leur répond , et il les charge de lui faire de
sa part, les offres les plus libérales, pour l'attirer dans ses Etats. Les satrapes font parvenir à Hippocrate la lettre du grand-roi :
ils promettent, en son nom , toutes les ré-
compenses , tous les honneurs qu'il pourra

---

(1) Je l'ai déjà cité dans le Traité *du degré de certitude de la Médecine :* mais on peut se permettre de
le citer encore , dans un moment où certains écrivains
semblent avoir pris à tâche d'étouffer tous les sentimens libres et généreux.

desirer. Le médecin répond ces beaux mots, gravés dans le souvenir de tous ceux de ses successeurs qui pensent et qui sentent :

« J'ai dans mon pays, la nourriture, le » vêtement et le couvert : je n'ai besoin de » rien. Comme Grec, il seroit indigne de » moi d'aspirer aux richesses et aux gran- » deurs des Barbares : et je n'irai point ser- » vir les ennemis de ma patrie et de la » liberté ».

Là-dessus, le grand-roi, à qui l'ivresse du pouvoir avoit facilement persuadé que ses moindres fantaisies devoient être des loix pour le reste des hommes, et qu'il n'en étoit aucun qui ne dût se tenir honoré de leur obéir; le grand-roi ne put contenir sa fureur Il écrivit aux habitans de l'île de Cos, qu'ils eussent à lui livrer sur-le-champ, Hippo- crate, dont il vouloit châtier l'insolence ; les menaçant, en cas de refus, de toute sa co- lère. Mais les divers Etats de la Grèce étoient alors unis par des liens solides, qui garan- tissoient leur commune indépendance. La petite île de Cos osa braver le roi de Perse. Ses habitans répondirent qu'ils regarderoient comme une lâche ingratitude, de livrer leur concitoyen, auquel ils avoient d'importantes obligations ; qu'en choisissant leur île pour y résider et pour y cultiver son art, il avoit mérité la protection spéciale des loix qui la gouvernoient ; et ils finissoient par déclarer qu'ils étoient résolus de défendre à tout prix, sa vie et sa liberté.

Après une longue carrière, employée à pratiquer son art avec beaucoup d'éclat ; à fondre en corps de doctrine les principes sur lesquels reposent sa théorie et sa pratique ; à perfectionner son enseignement, et à former des disciples dignes de le remplacer : après une vie qui par conséquent fut heureuse, quoi que lui-même en ait pu dire dans des momens de dégoût, Hippocrate mourut à Larisse en Thessalie, à l'âge de quatre-vingt-cinq ans, ou quatre-vingt-dix, ou de cent quatre, ou même de cent neuf, si l'on en croit Soranus son historien. Il fut inhumé entre cette ville et Gyrtone : et suivant la tradition, son tombeau fut long-temps couvert d'un essaim d'abeilles, dont le miel étoit employé avec beaucoup de confiance, pour la guérison des aphtes des enfans.

La mort est le juge suprême des renommées : sa main fatale arrache le masque au charlatan ; mais elle rend le grand homme plus grand encore, et pour ainsi dire plus sacré. La mort fait ordinairement taire l'envie ; du moins elle la décourage : ou, dans la certitude de n'être plus importunée par leur présence, l'envie permet souvent alors, qu'on sente tout le prix des talens et des vertus, et qu'on leur paye un tribut d'hommages, dont l'excès même la choque d'autant moins, qu'il peut servir à rabaisser les vivans. Les amertumes dont on a cherché presque toujours à abreuver ces bienfaiteurs et ces modèles du genre humain, s'offrent alors dans toute leur ingratitude, aux yeux des hommes doués de quelque générosité : on prodigue à des cendres insensibles, les éloges et les honneurs ; et celui qui fut persécuté constamment avec fureur, pendant qu'il eût pu jouir de la bienveillance de ses concitoyens, devient l'objet de leur culte, quand aucun de leurs sentimens ne sauroit plus le toucher.

Hippocrate reçut après sa mort, des témoignages universels de reconnoissance et d'admiration. Son génie et ses vertus furent appréciés ; les services qu'il avoit rendus à sa patrie et au genre humain furent reconnus. Dans ces premiers temps de leur civilisation, les Grecs plaçoient encore leurs hommes célèbres au rang des dieux : ces imaginations vives et sensibles, renvoyoient dans le ciel, tous leurs bienfaiteurs, qu'ils en supposoient descendus, elles se plaisoient à croire que celui qui, pendant son passage sur la terre, avoit pu faire du bien, devoit le pouvoir toujours : ces peuples réclamoient avec plus de confiance, la main qui les avoit déjà servis. On bâtit des temples à Hippocrate : ses autels furent couverts d'encens et d'offrandes, comme ceux d'Esculape lui-même ; et puisqu'il falloit un dieu pour les malades, qui, mieux que le médecin de Cos, méritoit de recevoir leurs prières, ou les vœux de leurs parens et de leurs amis ?

Les médecins de toutes les écoles, les philosophes de toutes les sectes s'empressèrent de lire, de citer, de commenter ses écrits. Chaque école voulut le faire passer pour son chef ; chaque secte voulut qu'il lui appartînt. Dans tous les pays où les sciences et les arts ont été en honneur, son nom a volé de bouche en bouche, avec celui de ce petit nombre de génies originaux, regardés avec raison, comme les créateurs de l'esprit

humain. Parmi les médecins des siècles sui-
vans, ceux qui méritent le plus de gloire,
ont été les plus empressés à proclamer celle
d'Hippocrate. Les moralistes et les politiques ont puisé chez lui, des idées générales, des apperçus vastes, des principes
féconds. Les philosophes qui s'occupent des
opérations de l'entendement, ont admiré
cette sûreté de méthode, ces procédés d'un
esprit qui connoît et ses propres bornes, et
toute l'étendue de ses moyens ; cet art de se
placer sous le véritable point de vue, pour
observer les différens objets de ses recherches, de classer les observations dans leur
ordre naturel, de les lier à des principes
généraux, c'est-à-dire, d'en tirer des résultats qui ne font qu'exprimer leurs rapports
et leur enchaînement. Les jurisconsultes ont
donné force de loi, à ses opinions, dans
toutes les questions où le physiologiste doit
diriger la décision du magistrat. Les littéra-
teurs ont trouvé chez lui, comme nous
l'avons déjà fait observer, le modèle d'un
genre particulier de style, et même, on peut
le dire, d'éloquence, qui réunit la majesté
à la simplicité naïve ; une marche rapide à
l'exactitude des détails ; les couleurs d'une

brillante imagination, à la sévérité d'un
esprit juste et ferme, dont le premier besoin
est la vérité; enfin, la clarté la plus facile, à
la plus étonnante précision. Et de nos jours
encore, médité par les médecins, consulté
par les philosophes, lu par les hommes de
goût, il est, et sera toujours pour chacun
d'eux, l'un des plus beaux génies de l'antiquité; et le recueil de ses ouvrages sera
toujours considéré comme l'un des plus précieux monumens de la science.

Nous nous sommes appesantis sur ces premières époques, les plus importantes sans
doute de la médecine : nous passerons plus
rapidement sur les siècles qui vont suivre.

§. IV.

Autres écoles de la Grèce.

L'ÉCOLE de Cnide, rivale de celle de Cos,
ne nous est connue que par ce qu'Hippocrate nous en apprend lui-même. Si l'on doit
l'en croire en tout, elle réunissoit dans son
enseignement, les inconvéniens de l'empirisme aveugle à ceux de l'esprit d'hypothèse : car il affirme que d'un côté, l'on n'y
considéroit les maladies qu'individuelle-

ment, et sans les ramener, par leurs ressemblances, à certains chefs de classes, de
genres, ou de familles; et que de l'autre,
on ne faisoit pas difficulté d'établir, sur ces
observations isolées, des règles qui, ne pouvant se rapporter à rien de général et de constant, ne laissoient aucune trace dans l'esprit.

L'école de Pythagore, ou l'école italique,
forma des esprits distingués dans différens
genres : elle produisit aussi plusieurs grands
médecins. Cet homme, vraiment extraordinaire, après avoir embrassé toutes les parties des sciences naturelles et morales, avoit
formé le plus vaste établissement d'éducation, qu'un simple particulier ait jamais pu
concevoir. Il vint à bout de l'exécuter : il lui
donna même des bases si solides, que son
école subsista long-temps après sa mort,
avec le même éclat, et que les tyrans et les
fanatiques se crurent obligés de la détruire,
la flamme et le fer à la main.

Nous n'avons, pour apprécier ce philosophe, que quelques débris échappés aux
ravages du temps : mais, si l'on se transporte à l'époque qui le vit naître, ces foibles
restes ont droit de nous étonner.

Il est vraisemblable que ce fut Pythagore,

ou quelqu'un de ses disciples, qui transporta la doctrine des nombres dans la médecine ; c'est-à-dire , qui rapprocha de l'ensemble des observations faites sur l'économie animale , les principes de leur doctrine
favorite. On s'est beaucoup moqué dans les
temps postérieurs, de la puissance des nombres , et de l'utilité que les anciens attri-
buoient à la connoissance de leurs propriétés , pour l'étude des autres sciences. On ne
s'est pas moins moqué de la prédilection
qu'ils imputoient à la nature, pour certains
nombres, ou pour certaines formes pério-
diques, qui, suivant leur opinion , ramènent fidèlement ces nombres dans les phénomènes de l'univers. Enfin, l'on n'a pas
épargné plusieurs parties de la physiologie
hippocratique, pas même ces crises qui ,
dans leurs marches régulières, reproduisent
les nombres sacrés des Pythagoriciens. Il
reste à savoir si l'on a eu sur tous ces points,
également raison.

Au degré d'avancement où les anciens
avoient poussé la géométrie, et plus encore
sans doute à ce coup d'œil observateur et
pénétrant, qu'ils portèrent dans la science
des nombres , il est difficile de ne pas juger

qu'ils avoient fait d'importantes découvertes relativement à leurs propriétés. L'application de ces découvertes à la géométrie, dont une arithmétique quelconque est nécessairement inséparable, dût se présenter d'elle-même à leur esprit. De la géométrie, ils purent en étendre l'application à diverses parties des sciences physiques : et nous savons qu'ils le firent en effet ; témoins les magnifiques essais de statique et de mécanique d'Archimède : et , long-temps auparavant, par le secours de l'analyse expérimentale, Pythagore avoit ramené les vibrations du corps sonore, aux loix du calcul. Enfin, l'activité de ces génies entreprenans , qui se plaisoient tant à généraliser , pouvoit-elle ne pas chercher à transporter dans les sciences morales , des vues , ou des moyens de recherches qui les avoient si puissamment aidés dans les autres branches de leurs études ? En supposant cette conjecture aussi fondée qu'elle paroît l'être , leur système des nombres auroit été pour eux, ce que l'algèbre, qui n'est elle-même qu'une arithmétique plus abstraite et plus générale, est devenue, à plusieurs égards, pour les modernes ; la méthode et presque la langue universelle des sciences. Comme elle, le système numérique des anciens, tout imparfait qu'il paroît avoir été, auroit éclairé plusieurs parties d'une lumière directe : comme elle, il auroit servi de point de comparaison et de régulateur aux méthodes des autres ; il leur auroit fourni des moyens de se rectifier, ou des procédés utiles pour suppléer à leur imperfection.

Nul raisonnement antérieur à l'expérience, ne porte sans doute à croire que la nature affecte tel nombre, plutôt que tel autre. Mais c'est ici pourtant une question de fait, que l'observation seule peut résoudre. Quand le quine seroit revenu vingt fois de suite, dans une partie de trictrac, les probabilités purement rationnelles de son retour au vingt-unième coup, resteroient toujours les mêmes. Cependant quel joueur dans ce cas, ne parieroit point avec assez d'assurance, contre ce retour ?

L'expérience seule a pu nous apprendre que la nature affectant la variété dans les chances fortuites, il y a toujours à parier contre celles qui se sont déjà présentées plusieurs fois, et pour celles qui n'ont pas encore eu lieu.

N'est-ce donc pas également sur les faits et sur les faits seuls , qu'il faut juger la doctrine des nombres ? Dans les opérations qui nous semblent le plus irrégulières , et le moins susceptibles de ne l'être pas , l'observation nous découvre toujours un certain ordre quelconque : pourquoi les anciens n'auroient-ils pas découvert dans différentes opérations de la nature, celui que les nombres suivent pour leur retour ? Je suis loin d'affirmer que cet ordre soit réel : mais il peut l'être ; et les anciens peuvent l'avoir connu. Il me semble que nous ne serons en droit de les contredire en cela , formellement et en tout point, que lorsque nous aurons fait toutes les expériences qu'exige la solution complète des diverses questions relatives à cette doctrine ; et que nous les aurons faites assez en grand , pendant un espace de temps assez long , et avec assez de soin, pour lever à cet égard, toutes les difficultés.

Quant à la périodicité des mouvemens vitaux, soit dans la formation et le développement des organes, soit dans la marche de leurs fonctions, et dans les crises des maladies, la collection des faits existe : elle

est assez nombreuse ; et l'on peut juger.
Hippocrate, Galien, Arétée, et quelques
autres parmi les anciens ; leurs abréviateurs
Lomnius et Sennert ; leurs commentateurs
Duret, Jacot, Houllier, Prosper Martian ;
leurs sectateurs, Baillou Fernel, Rondelet,
Prosper Alpin, Piquer, et plusieurs autres
parmi les modernes ; enfin, beaucoup d'observateurs de maladies particulières qui, se
bornant à leur simple description historique, sont d'un plus grand poids encore
pour l'exactitude des faits, puisqu'ils n'a-
voient point de système à établir : tous ces
écrivains, dis-je, semblent avoir travaillé
de concert, quoique sous différens points
de vue, à constater dans cette partie, l'exactitude de la doctrine des nombres adoptée
par les anciens.

D'après de nouvelles recherches, Staalh
n'a pas seulement embrassé leurs idées ; il
les a étendues et agrandies encore : il les a
même appliquées avec plus de détail et de précision à l'histoire des phénomènes de la vie.
Dans quelques Traités particuliers, il les fait
concorder avec plusieurs apperçus ingénieux
et nouveaux sur les époques, la marche et
les transformations de différentes maladies,

tant aiguës, que chroniques. Hoffman, esprit plus timide, s'en est rapproché dans plusieurs excellentes dissertations. Boerhaave a fini lui-même par rendre hommage à l'exactitude des anciens; et tous les bons praticiens de son école proclament à l'envi, cette doctrine des crises, rejetée d'abord comme absurde et presque cabalistique.

Mais en voilà beaucoup trop sur ce sujet.

Depuis long-temps, Acron d'Agrigente avoit, comme nous l'avons dit ci-dessus, ébauché la doctrine de la secte empirique : mais les principes n'en étoient pas réduits en système; ils ne faisoient point un corps d'enseignement. Cette doctrine, ou son complément, fut l'ouvrage de Sérapion, fondateur de la fameuse école d'Alexandrie, qui jouit du plus grand éclat, pendant une longue suite d'années.

J'ai déjà dit que la querelle des dogmatiques et des empiriques n'étoit qu'une pure dispute de mots. Les uns, il est vrai, se conduisoient d'après des règles et des axiomes ; ils fouilloient dans les causes prochaines, ou éloignées : les autres s'en rapportoient uniquement à l'expérience, et rejetoient toute hypothèse, comme corruptrice de l'observation. Mais les empiriques raisonnoient l'expérience , et les dogmatiques expérimentoient (si l'on peut s'exprimer ainsi) le raisonnement : ceux - ci regardoient comme causes , ce que ceux-là faisoient entrer dans l'histoire même de la maladie. L'analogie et l'induction étoient pour les empiriques , ce qu'étoient, pour les dogmatiques , l'enchaînement des dogmes et leur application méthodique aux plans de traitement. Les premiers avoient cependant l'avantage de prendre plus immédiatement la chose par le commencement. Le nom même qu'ils portoient, les termes dont ils faisoient usage , ainsi que les règles fondamentales qu'ils s'étoient imposées , les ramenoient sans cesse dans la véritable route de l'analyse, qui doit commencer par l'observation.

Si la secte pneumatique n'avoit pas produit Arétée , elle mériteroit à peine qu'on en fît mention. Quelques visionnaires ont voulu la ressusciter à diverses reprises : on n'a pas eu besoin de les combattre ; leurs rêveries n'ont pu laisser de traces; et l'on n'y pense plus.

Arétée passe encore aujourd'hui, pour un

des meilleurs observateurs , et pour un de ces excellens peintres de maladies , dont les tableaux seront toujours instructifs , quoiqu'ils datent des premières époques de l'art.

§. V.

Depuis l'établissement de la Médecine à Rome , jusqu'à l'époque des Arabes.

ROME régnoit sur le monde. Son tyrannique empire achevoit par les vexations , la ruine des peuples , commencée par l'invincible fureur de ses armes. Elle transportoit violemment dans son sein , les arts et les sciences , ou plutôt leurs chefs-d'œuvre , qu'elle enlevoit aux autres , sans savoir les apprécier et en jouir elle-même. Les richesses de l'univers venoient assouvir son insatiable avarice. Le luxe marcha bientôt à leur suite : et les merveilles des beaux siècles de la Grèce finirent par attirer de toutes parts à Rome, les philosophes, les savans, les gens de lettres, les artistes les plus célèbres de ce malheureux pays , qui ne pouvoient plus retrouver que dans la capitale du monde , les objets nécessaires à la culture de leur esprit, et chers encore à leur imagination.

Les médecins furent long-temps repoussés de Rome par les magistrats. Il nous reste à ce sujet, une lettre de Caton l'Ancien, vraiment curieuse par la stupide férocité qu'elle respire. Cet esprit violent et borné, vouloit gouverner les possesseurs des trésors du monde, comme un couvent de moines, ou comme il gouvernoit sa propre maison. Avare, cruel, capricieux, on sait qu'il y faisoit tout ployer sous le joug le plus tyrannique. Pour réunir tous les genres de despotisme, c'étoit lui-même qui traitoit sa famille et ses esclaves malades : les moyens dont il faisoit usage, supposoient la plus dégoûtante ignorance et la plus risible superstition.

Cependant les mœurs s'adoucirent, par l'effet immédiat des nouvelles jouissances que la richesse avoit amenées. Le besoin d'acquérir des hommes instruits dans tous les genres, se fit sentir généralement; et les médecins purent se montrer.

Bientôt ils arrivèrent en foule. L'époque de leur établissement à Rome n'est pas glorieuse pour la science (1). Mais Asclépiade lui

____

(1) Cassius Hémina, cité par Pline, prétend qu'Ar-

donna, peu de temps après, beaucoup de considération.

Les praticiens ne fixent guère l'attention publique, par une conduite simple et mesurée. L'esprit humain contracte presque partout des habitudes, et peut-être a-t-il reçu de la nature, des dispositions qui lui font rechercher l'extraordinaire, embrasser avec empressement le merveilleux. Pour le captiver, la vérité toute nue est souvent un foible moyen : il faut l'étonner pour le convaincre, et le transporter hors du monde réel, pour obtenir son assentiment (1). Asclépiade, élevé dans les écoles des rhéteurs, et rhéteur lui-même, porta dans la médecine, l'art d'entraîner le jugement par l'imagination. Les succès de cet art sont peu difficiles avec les malades, que leur foiblesse rend si souvent crédules et superstitieux. Des nouveautés

chagatus introduisit le premier la médecine à Rome : qu'on lui donna d'abord une boutique, avec le titre de *guérisseur de plaies;* mais qu'on remplaça bientôt ce titre, par celui de *bourreau*, à cause des douleurs que faisoient éprouver ses opérations.

(1) Cela est d'autant plus vrai, que les peuples sont plus ignorans ; et le devient, de jour en jour, d'autant moins, qu'ils deviennent plus éclairés.

singulières, des remèdes bizarres, des systêmes philosophiques hardis, éloignés des idées
communes, une éloquence riche et facile,
enfin un fond inépuisable de complaisance
pour toutes les fantaisies de ceux qui se
mettoient entre ses mains : tels furent les
moyens de cet homme, qui, sans être un
véritable médecin, ne fut cependant pas un
homme sans vues et sans talent.

La philosophie corpusculaire de Démocrite, développée et rendue plus complète
par Epicure, n'avoit pris et germé que dans
un petit nombre de têtes : elle étoit regardée
avec une sorte d'effroi par les esprits timi-
des. C'est peut-être pour cela même qu'Asclépiade en fit avec le plus grand succès, le
fondement de sa médecine. Par le moyen des
petits corps et des petits pores, il expliquoit
tout, étonnoit les esprits, et il guérissoit quelquefois. Il se moquoit des idées d'Hippocrate
sur les crises : la patience de l'art qui épie la
nature, pour la suivre, l'aider, ou suppléer
à son impuissance, lui paroissoit absolument
ridicule ; il l'appeloit *une méditation sur la
mort.*

Les opinions et la pratique d'Asclépiade
ne durèrent guère plus long-temps que lui-

même. De leurs débris, naquit cependant la médecine méthodique , dont le fondateur fut Thémison , moins connu maintenant par ses doctrines, que par le vers de Juvénal :

Quot Themison ægros autumno occiderit uno.

Les méthodistes divisoient les maladies en trois classes : celle des *fibres resserrées*, celle des *fibres lâches*, et celle qu'ils appeloient *mixte*. Dans les premières, ils employoient les relâchans ; dans les secondes, les resserrans ; dans les troisièmes, les uns et les autres. Mais c'est pour le traitement des maladies longues, qu'ils déployoient leur grand moyen, ce qu'ils appeloient *le cercle résomptif, ou métasyncritique,* lequel n'étoit qu'une suite bizarre de remèdes, appliqués à des époques et dans un ordre déterminés.

On conçoit à-peu-près ce qu'ils vouloient dire par *maladies de resserrement*, quoique cela ne soit pas aussi clair pour les hommes instruits, que pour les ignorans ; on conçoit aussi l'état qu'ils désignoient par *fibres relâchées :* mais il est difficile de deviner ce qu'on pouvoit entendre, par leur *genre mixte;* et quelle application on pouvoit faire à la pratique, de cette idée spéculative , si subtile, dont les sens ne sauroient saisir le sujet. N'est-il pas d'ailleurs évident que presque toutes les maladies tiennent au genre *mixte*, ou qu'elles pourroient y être rapportées? Car ce mot signifie (si toutefois il signifie quelque chose) *inégalité de ton*, dans les parties, ou *distribution irrégulière* de l'action tonique vitale (1). Or, la plupart des maladies offrent pour phénomène général, le défaut d'équilibre, et le mauvais emploi des forces. Dans les cas où ces aberrations sont moins sensibles, un œil attentif peut les découvrir encore; et peut-être n'est-il aucune maladie, où le défaut d'équilibre ne se manifeste à un certain degré, soit dans le ton des organes, soit dans l'exercice de la vie et dans la direction de la sensibilité. Ainsi donc, le *genre mixte* des méthodistes embrassant tout, ne désigne rien.

Quant aux deux autres genres, quoiqu'on ne doive peut-être pas rejeter entièrement les deux dénominations qui les désignent, la doctrine qu'elles établissent, est assurément

____

(1) De manière que certaines parties sont dans un état de *resserrement*, tandis que d'autres sont dans un état de relâchement.

d'une application très-bornée, et la pratique en tire bien peu de sûres indications.

Cælius Aurélianus, dont le livre contient d'ailleurs des choses utiles, nous fait connoître assez en détail, les principes de la médecine méthodique. Il les avoit adoptés, et il s'en servoit avec sagesse : mais il n'a pu leur donner le caractère de vérité pratique et de généralité, qui leur manquoit essentiellement.

Prosper Alpin, dans le seizième siècle, et Baglivi dans le dix-huitième, ont tenté de rajeunir cette doctrine. Ils l'ont tenté l'un et l'autre avec génie, mais sans succès. D'autres ont osé le faire sans génie : leur petite vogue éphémère a presque toujours fini de leur vivant; et leurs noms ne seront pas même cités pour ces essais infructueux.

Après plusieurs âges, perdus pour ses progrès; après beaucoup d'agitations et d'erreurs, la médecine avoit besoin de chercher des routes plus sûres. Il étoit temps pour elle, de revenir aux dogmes de la nature, ou d'Hippocrate son fidèle interprète. Galien parut. Génie assez vaste pour embrasser toutes les sciences, pour les cultiver toutes

avec un égal succès, dès l'enfance, il donnoit déjà des preuves d'une capacité rare;
et dans les écoles, il commençoit à sentir le
vide des systêmes dominans. Peu satisfait
de ce que ses maîtres enseignoient comme
des vérités incontestables, comme les principes éternels de l'art, il lut Hippocrate : il
fut éclairé, pour ainsi dire, d'une lumière
toute nouvelle. En le comparant à la nature,
son étonnement et son admiration redoublè-
rent. Hippocrate et la nature furent dès-lors,
les seuls maîtres dont il voulut recevoir les
leçons. Il se mit à commenter les écrits du
père de la médecine ; il présenta ses vues,
sous différens aspects qu'on n'y avoit pas
encore apperçus : il répéta ses observations ;
il les enrichit, et les appuya de tout ce que
pouvoient leur prêter la philosophie et les
sciences physiques, soit par le simple rapprochement des faits, soit par la comparaison des diverses théories, soit enfin par
la combinaison des différentes méthodes de
raisonnement. En un mot, Galien ressus-
cita la médecine hippocratique, et lui donna
un éclat qu'elle n'avoit point eu dans sa simplicité primitive. Mais, il faut l'avouer, ce
qu'elle acquit entre ses mains, fut peut-être

plutôt une parure, qu'une richesse véritable, Les observations recueillies et les règles tracées par Hippocrate, en prenant un caractère plus brillant et plus systématique, perdirent beaucoup de leur pureté : sous cet appareil étranger de sciences, ou de dogmes divers, la nature, que le médecin de Cos avoit toujours saisie avec tant d'exactitude et de réserve, se trouva comme étouffée et perdue : et l'art, surchargé de règles, ou superflues, ou trop subtiles, ne fit que s'embarrasser dans beaucoup de difficultés nouvelles qui ne tiennent pas à sa nature.

Bordeu compare Boërhaave à Asclépiade ; et en effet, il a pu trouver quelques rapports entre ces deux célèbres médecins. Mais c'est plutôt à Galien, qu'il falloit comparer le professeur de Leyde. L'un et l'autre ont réuni toutes les connoissances de leur siècle ; l'un et l'autre ont voulu les transporter dans la médecine. En la réformant sur des plans généraux et vastes, ils se sont efforcés d'y fondre des doctrines qui lui sont absolument étrangères, ou qui du moins n'ont avec elle, que des rapports isolés, et relatifs à quelques simples accessoires. L'un et l'autre ont voulu que leur médecine s'enrichît de tout ce qu'ils savoient d'ailleurs. De-là vient qu'en simplifiant avec méthode, quoiqu'avec un degré de méthode très-iné-gal, les vues générales qui doivent guider son enseignement, ils ont cependant laissé une grande tâche à leurs successeurs ; celle de séparer avec justesse, plusieurs choses belles et excellentes, de ces dogmes hypothé-tiques qui les déparent, et que l'ordre même avec lequel ils y sont enchaînés, rend en-core plus dangereux pour les jeunes lecteurs, facilement séduits par de si vastes tableaux.

Galien fut le médecin de Marc-Aurèle. C'est avec un intérêt touchant, qu'on lit dans ses ouvrages, l'histoire de quelques maladies de cet empereur philosophe, dont la vie et les écrits offrent le plus digne modèle aux hommes qui tiennent dans leurs mains le sort des nations, et dont le nom sera dans tous les siècles, la censure de ceux qui ne l'auront pas imité.

§. VI.

Epoque des Arabes.

Depuis Galien jusqu'au temps des Arabes, la médecine roule dans le cercle des opinions qu'on a vu se succéder parmi les Grecs. Le tableau qu'elle présente pendant la durée du Bas-Empire, mérite peu d'attention. Nous trouverions peut-être durant cet intervalle, quelques observations à recueillir sur les hôpitaux qui furent établis alors à Constantinople, et dans plusieurs autres villes de la Grèce d'Europe et d'Asie : mais cet objet n'a que des rapports éloignés avec celui qui nous occupe dans ce moment.

La bibliothèque d'Alexandrie, formée par les soins d'une longue suite de princes amis des lettres, fut brûlée du temps de la guerre de César et de Pompée. Une violente sédition s'étant déclarée au sein de la ville, César fit mettre le feu aux vaisseaux qui se trouvoient dans le port : l'incendie se communiqua tout-à-coup aux bâtimens de la bibliothèque ; et quatre cent mille volumes devinrent la proie des flammes.

Cependant cette perte fut réparée peu de

temps après, du moins autant qu'elle pouvoit l'être. Antoine fit don à Cléopâtre, de la
bibliothèque de Pergame, qui contenoit
deux cent mille volumes. Ce fonds s'accrut
par degrés : les livres attiroient les savans ;
et les savans attiroient d'autres livres.
Alexandrie redevint le centre des sciences et
des arts.

La médecine surtout y fut enseignée avec
beaucoup d'éclat. De toutes parts, les élèves
y venoient entendre les maîtres les plus célèbres de l'univers : et cette école, fondée
dans les plus beaux siècles de la Grèce,
jouissoit encore d'une gloire non interrompue, lors de la conquête de l'Egypte par les
Sarrasins.

Amrou, qui commandoit l'expédition,
voulut sauver la bibliothèque. On connoît la
réponse d'Omar. Tant de richesses précieuses pour le genre humain, périrent par l'ignorante fureur des Musulmans.

Cependant la proscription fut moins générale pour les livres de médecine, d'histoire
naturelle et de physique. Quelques – uns
échappèrent à la destruction, soit à cause
de l'intérêt qu'inspire aux hommes les
plus stupides, la science qui promet le

soulagement des maux et la santé ; soit, comme le pensent quelques écrivains, à cause de l'idée généralement répandue dans l'Orient, qu'on y trouveroit l'art de faire de l'or (1).

Les premières versions qui parurent de ces livres, étoient en langue syriaque : les traductions arabes sont d'une époque postérieure. Les ouvrages d'Aristote et de Galien furent ceux pour lesquels les Arabes montrèrent le plus d'enthousiasme. Ils les traduisirent avec beaucoup de soin ; ils les commentèrent de cent manières et sous cent points de vue différens. Leur esprit subtil s'accommodoit infiniment de la métaphysique péripatéticienne, et de cette foule d'abstractions bizarrement énoncées, pour

____

(1) Jean le Grammairien résidoit alors à Alexandrie : il fit de grands efforts, qui ne furent pas tous infructueux, pour sauver quelques manuscrits. Théodocus et Théodulus, célèbres médecins, étoient aussi vraisemblablement dans la ville, lorsqu'elle tomba entre les mains d'Amrou ; c'est du moins ce qu'on doit naturellement conclure du récit d'Aby-Osbaya, l'historien de leur vie. Or, on ne peut mettre en doute qu'ils n'aient desiré vivement de sauver les plus précieuses richesses de l'art.

lesquelles un petit nombre de vues ingé‑
nieuses et même justes, ne sauroient obte‑
nir grace. Leurs savans, aussi pillards que
leurs guerriers, s'approprièrent les idées des
ouvrages moins connus, quelquefois même
les ouvrages tout entiers, dont ils ne fai‑
soient que retrancher le nom de l'auteur.
Les plus célèbres de leurs écrivains ne sont
point exempts de ce reproche.

On doit aux Arabes quelques améliora‑
tions importantes dans l'art de préparer les
remèdes. Ils ont introduit dans la pratique,
les purgatifs doux, appelés minoratifs. C'est
Rhazès, médecin de cette nation, qui, le
premier, a décrit la petite vérole. Sans doute
les modernes sont allés plus loin que lui,
dans l'étude des caractères divers qu'elle
affecte, et des phénomènes qu'elle présente,
suivant l'âge, le tempérament, l'état du
corps et la constitution épidémique durant
laquelle la maladie se développe : mais
elle est peinte avec beaucoup d'exactitude
dans ses écrits ; et jusqu'au moment où
l'inoculation, simplifiée par la belle dé‑
couverte de Jenner, l'aura totalement rayée
du catalogue des maladies, Rhazès et quel‑
ques autres Arabes qui ont traité cette

matière , seront encore lus avec beaucoup
de fruit.

Les ouvrages d'Hippocrate furent traduits
en arabe, en même temps que ceux d'Aristote
et de Galien. Mais sa simplicité , sa précision , ses dogmes renfermés dans l'expérience, cette philosophie pleine de retenue,
et cette méthode sévère qui marche toujours
pas à pas sur les traces de la nature, n'exci-
tèrent pas, à beaucoup près, le même enthousiasme, que l'appareil scientifique et le
luxe imposant des deux autres. Aussi la
médecine des Arabes s'en est-elle toujours
ressentie. On n'y retrouve point ce génie et
ce tact médical qui sont à la science, ce
qu'est le goût aux arts d'agrément.

A ne considérer que l'absurdité de l'entreprise, et l'ignorante férocité qui l'inspira,
les croisades ne furent qu'une maladie superstitieuse et cruelle d'un temps de barbarie. On ne peut cependant méconnoître
qu'elles devinrent de puissans moyens de
distraire et d'affoiblir la tyrannie féodale;
et surtout qu'elles multiplièrent les communications entre l'Europe ignorante et
les Sarrasins plus éclairés. Il paroît aussi
qu'on leur doit la première idée du sys-

tême municipal. C'est à Jérusalem (1) qu'une bourgeoisie sortit tout-à-coup du sein des armées chrétiennes, et que la politique des chefs supérieurs, en l'associant à diverses magistratures, vint à bout de contenir par son secours, ces hordes de nobles turbulens, jusqu'alors sans frein.

D'ailleurs, les moins stupides de ces nobles qui revenoient en Europe, y rapportèrent des idées toutes nouvelles. L'aspect florissant, le luxe et les commodités que présentoient les villes et les palais habités et embellis par les chefs des Arabes, leur avoient inspiré de nouveaux desirs : et soit par cette circonstance, soit par leurs rapports avec les négocians génois et vénitiens, les croisés commencèrent à sentir d'abord le prix des arts, bientôt celui des sciences qui les éclairent, ou des lettres qui les animent, et qui sont leurs guides, ou leur cortége, pour ainsi dire, nécessaire. Ils en répandirent les premiers germes dans l'Occident.

Les débris malheureux de l'école d'Alexandrie, échappés à la fureur ou à la rapacité des Sarrasins, avoient été recueillis par les

____

(1) Voyez Gibbon sur cette époque.

empereurs d'Orient. Tandis que les Arabes cherchoient à faire fleurir les sciences en Asie et en Espagne, la Grèce conservoit quelques foibles souvenirs de sa gloire passée. Les lieux témoins de tant de grandes scènes, de tant d'efforts du génie et de l'activité de ses anciens habitans, parloient encore à tous les yeux. Les chefs-d'œuvre de la plus belle langue que les hommes aient parlée, étoient dans toutes les mains : les monumens que l'avarice de Rome n'avoit pu dérober au sol, et ceux que le luxe des empereurs de Constantinople avoit élevés à grands frais, environnoient ces imaginations sensibles, de tableaux et d'impressions favorables au développement de toutes les facultés de l'esprit : et sans les disputes théologiques, que la sottise des princes avoit attisées, le génie eût pu jeter encore quelques lueurs, foibles, il est vrai, mais les seules qui puissent éclairer un peuple après la perte de sa liberté.

§. VII.

La Médecine passe de Grèce en Europe, avec les savans et les livres.

Lors de la prise de Constantinople par les Turcs, les gens de lettres, accompagnés et suivis de leurs livres, cherchèrent un asyle en Occident. L'Italie étoit à leur porte ; et d'anciennes relations politiques, religieuses, ou commerciales, unissoient d'ailleurs encore les deux pays. Ce fut donc en Italie que ces malheureux fugitifs se retirèrent, apportant avec eux ces trésors dont l'Europe entière devoit s'enrichir, ces précieuses collections d'ouvrages grecs que l'on n'y connoissoit point encore, ou qu'on n'y connoissoit que d'une manière très-imparfaite, et qui bientôt secondèrent si puissamment le mouvement régénérateur dont l'Italie avoit déjà ressenti la première impulsion.

Les livres des Arabes remplissoient de leur gloire les pays soumis au califat. Déjà les peuples voisins commençoient à tourner vers ces pays heureux, des regards d'envie. Le commerce s'ouvroit quelques foibles communications : il faisoit sentir de nouveaux besoins ; il développoit de nouveaux goûts. Bientôt, les jeunes gens accoururent de tous côtés en Espagne, pour puiser à la source même de cette clarté naissante. Les écoles arabes devinrent à la mode, comme les écoles grecques l'avoient été jadis. L'arabe fut bientôt la langue savante. C'est dans cette langue que l'Europe connut d'abord les ouvrages d'Hippocrate, de Galien, d'Aristote, d'Euclide et de Ptolomée. Mais la médecine, au milieu de ce mouvement des esprits, n'avoit fait aucun progrès réel.

Cependant les Grecs, réfugiés en Italie, répandoient les copies des livres qu'ils avoient apportés avec eux : ils enseignoient et développoient, dans des leçons publiques, les doctrines qui s'y trouvoient consignées. C'étoient leurs richesses ; ils tâchoient d'en répandre le goût, et de leur donner tout leur prix. Théodore Gaza, Argyropile, Lascaris, Bessarion, en préparoient des éditions correctes ; Alde les imprimoit. Les ouvrages de Dioscoride parurent les premiers ; après eux, ceux de Galien, de Paul d'Ægine ; enfin ceux d'Hippocrate. Cette subite publication diminua beaucoup le crédit des Arabes, dont les nombreux plagiats frappoient tous les yeux, et dont l'infériorité, sous tous les rapports, commençoit à se faire sentir. Mais l'engouement étoit trop grand et trop général. Aristote et Galien, dont la réputation restoit la même, conservèrent à la littérature arabe, une partie de cet empire qu'elle avoit usurpé à l'ombre de leurs noms.

Vainement l'école de Salerne, fondée vers le milieu du septième siècle, avoit-elle mérité à cette ville, le nom de *Civitas Hippocratica ;* vainement Hippocrate lui-même venoit-il d'être mis dans les mains des savans de l'Europe, sous sa forme primitive, et non plus sous le déguisement des traductions et des commentaires arabes : le temps de sa gloire chez les modernes, n'étoit pas encore venu ; et la renaissance de la vraie médecine exigeoit peut-être que le cercle des erreurs eût été parcouru tout entier.

§. VIII.

Médecins juifs.

CE sont les Juifs qui ont fait connoître à l'Europe, les avantages que les différentes nations peuvent retirer des relations commerciales, et les richesses que peuvent recueillir, en exerçant ce genre d'industrie, les agens de leurs échanges mutuels. Par cette intime fraternité qui les unissoit dans toutes les parties du monde, ils en devinrent naturellement les entremetteurs, les courtiers et les voituriers. Le peu de sûreté des mers et des grandes routes leur avoit fait imaginer des moyens plus faciles et plus commodes, pour le déplacement des valeurs monétaires. Ils étoient nos facteurs et nos banquiers, avant que nous sussions lire : ils furent aussi nos premiers médecins. Les langues orientales leur étoient familières : et dans un temps où Galien, Hippocrate et les autres pères de la médecine n'étoient connus en Occident, que par les traductions arabes et syriaques, les Juifs étoient presque les seuls qui sussent traiter les maladies avec quelque méthode, en profitant des travaux de l'antiquité.

Leurs opinions théoriques et leurs systêmes généraux sont exposés assez au long dans Riolan : mais ils ne méritent plus la peine d'être rappelés. Leur pratique fut plus heureuse. Toutes les sectes qui s'étoient formées au milieu d'eux, pendant qu'ils existoient en corps de peuple, avoient joint l'étude de la médecine à celle de leurs dogmes religieux. Nous avons déjà vu que les Esséniens et les Thérapeutes étoient renommés pour leur habileté dans le traitement des maladies, et que le nom des derniers signifie *Guérisseurs*. Ils prétendoient même faire des miracles : et la classe ignorante de ce peuple (peut-être alors le plus stupide et le plus fanatique de tous), s'enflamma souvent pour ces prétendues merveilles, de manière à faire trembler les Pharisiens propriétaires en titre du culte de l'Etat.

On croit que l'université de Sora, fondée en Asie par leurs rabins, date de l'an 200 de l'ère chrétienne. Les Juifs passèrent en Espagne avec les Maures, qui, rapprochés d'eux par beaucoup d'opinions, ou d'usages communs, et surtout par les services importans qu'ils en tiroient pour l'approvisionnement de leurs armées, les laissèrent former en liberté, leurs établissemens de commerce et de sciences.

Les Juifs eurent des écoles à Tolède, à Cordoue, à Grenade : la médecine s'y enseignoit avec un soin tout particulier.

Huarte, dans son Traité de la connoissance des esprits, établit avec assurance, que les Juifs sont les hommes les plus propres à la médecine. Cette nation, mêlée avec tous les peuples de la terre, a conservé toujours et partout, son caractère primitif. L'influence d'une législation qui les sépare du reste des humains, a gravé dans toutes leurs habitudes, et même a laissé sur les traits de leur visage, de profondes empreintes qui ne peuvent plus s'effacer : et la persécution cruelle et constante dont ils étoient, surtout alors, les malheureuses victimes dans toutes les parties du monde connu, rendoit cette séparation plus complète et plus irrévocable. Huarte prétend que leur tempérament et leur caractère sont précisément ceux qui conviennent le mieux au médecin. Les subtilités dont il étaie son opinion, peuvent ne pas convaincre : mais il est sûr que de son temps encore, les médecins les plus recherchés, et vraisemblablement aussi les plus habiles, étoient des juifs.

On sait que Charlemagne avoit donné sa confiance à Farragut et à Bengesta, et Charles-le-Chauve à Zédékias. François 1er voulut avoir un médecin de la même nation : il écrivit à Charles-Quint pour lui en demander

un de sa cour; et celui que ce prince lui en-
voya, s'étant trouvé suspect de christianisme,
il le fit repartir sur-le-champ, sans vouloir
lui parler de sa maladie.

Quand les prêtres se furent emparés de la
médecine, dans plusieurs états de l'Europe
occidentale, comme ils l'avoient fait autrefois en Grèce et en Egypte, ils intriguèrent
auprès des papes et des conciles, pour susci-
ter toutes sortes de persécutions aux médecins juifs, qu'ils regardoient, avec raison,
comme des rivaux dangereux. Ils obtinrent
des excommunications en forme, contre les
personnes qui se faisoient traiter par des
juifs; et ils forcèrent les princes foibles, à
poursuivre de toutes les rigueurs des loix,
ceux d'entre ces derniers qui osoient avoir
des lumières et servir l'humanité. Mais ces
excommunications et ces défenses n'avoient
d'effet que pour le peuple, qui restoit livré
à l'ignorance des moines, des chanoines, des
bacheliers et des clercs, et pour les juifs
obscurs et non protégés par les rois, ou par
des hommes puissans.

Ce fut surtout en France, que les prêtres
employèrent avec succès, tout leur crédit
pour rester maîtres absolus de la médecine.

Ils firent défendre à ceux qui la pratiquoient de se marier. Ne trouvant dès-lors, aucun avantage à rester libres, tous les médecins s'engageoient dans l'état ecclésiastique, qui leur offroit l'espoir de riches bénéfices, de canonicats, d'abbayes et même d'évêchés. Fulbert, évêque de Chartres, et le maître des Sentences, évêque de Paris ; des moines, tels que Rigord, auteur de la vie de Philippe Auguste, et Obizo, de la maison de Saint-Victor, et médecin de Louis-le-Gros ; enfin, des chanoines, comme Robert de Douay, attaché à Marguerite de Provence, et de simples ecclésiastiques non titrés, comme Robert de Provins, attaché à S. Louis, joignirent la médecine au sacerdoce, et s'acquirent par ce double moyen, beaucoup de richesses et de considération. Le concile de Latran, tenu en 1123, censure vivement ces espèces d'êtres amphibies (1), qui par leur avidité, leurs fourberies et leurs mœurs scandaleuses, déshonoroient à-la-fois les deux professions. Mais les prêtres et les moines français bravèrent ses foudres et ses défenses.

---

(1) Ils exerçoient aussi la profession d'avocat, et s'y déshonoroient également par leurs exactions.

Ce fut seulement trois cents ans après, que le bon sens, la décence et l'utilité publique triomphèrent de leurs manœuvres. Une bulle expresse, obtenue par le cardinal d'Estouteville, en permettant le mariage des médecins, les sépara véritablement du clergé, et fit cesser par cela seul, une foule d'abus révoltans.

Dès ce moment, les médecins juifs furent moins persécutés. Ils se répandirent librement en France, dans les Pays-Bas, en Hollande, en Allemagne, en Pologne; et partout ils obtinrent sur les autres médecins, une prépondérance trop constante, pour qu'elle ne leur fasse pas supposer de véritables talens.

Il nous reste à peine aujourd'hui quelque souvenir de tous ces grands succès de pratique : les observations et les vues de tant d'hommes, si célèbres parmi leurs contemporains, sont ensevelis dans leurs tombes : ils guérirent des malades ; mais leurs travaux inconnus à la postérité, ont été perdus pour les progrès de l'art.

§. IX.

Médecins Chimistes de la première époque.

LA chimie, aussi bien que la médecine, fut portée dans l'occident par les Arabes. L'art des distillations leur étoit connu dès long-temps : ils avoient fait subir à divers médicamens simples, plusieurs altérations utiles ; et des remèdes nouveaux étoient sortis de leurs laboratoires. Leurs vues chimiques, encore informes, passèrent en Europe avec leurs traductions des livres grecs. Les opérations qui décomposent les corps, et les ramènent à leurs élémens constitutifs ; qui, de ces élémens épars, recomposent les mêmes corps, ou, par des associations nouvelles, produisent d'autres substances, douées de propriétés dont la nature ne nous offre point les analogues : ces opérations, étonnantes par elles-mêmes, frappèrent d'une admiration stupide des esprits plongés dans la plus grossière ignorance, et dont presque toutes les idées étoient autant d'erreurs. Les premiers chimistes passèrent pour des sorciers : ils eurent besoin de beaucoup de réserve et d'adresse pour éviter d'être mis en lambeaux par le peuple. Mais enfin la curiosité, l'avidité de l'or qu'on se promettoit de fabriquer, l'amour de la vie qu'on se flattoit de perpétuer par les produits de cet art nouveau, l'emportèrent sur la terreur des enfers dont on l'avoit cru sorti. Des espérances mensongères, enveloppées dans le langage ténébreux des superstitions du temps, s'offroient aux imaginations actives. Tant d'autres mensonges ridicules ne suffisoient pas encore pour consommer et rassasier la crédulité. A des époques où les lumières sont bien plus généralement répandues, ne la voit-on pas courir sans cesse, après des objets nouveaux? Et le détrompement ne semble-t-il pas être pour l'homme un état pénible, dont il veut se dédommager en cherchant d'autres illusions?

Il ne s'agissoit donc de rien moins que de faire de l'or, de guérir toutes les maladies par un seul remède, de rendre les hommes immortels. C'est en poursuivant ces chimères, que les chimistes d'Europe ont fait leurs premières découvertes, et que plusieurs hommes d'un génie d'ailleurs rare, les ont accrues et perfectionnées. Tels sont les premiers pas de cette science, qui maintenant, après avoir passé par les mains de quelques vrais philosophes, est parvenue à ce degré d'exactitude dans les procédés, qui doit la conduire désormais par des routes sûres: science sublime par le but de ses recherches et par la généralité de ses méthodes, et qui est tout-à-la-fois, la clef générale de toutes les sciences naturelles, la vraie lumière des arts industriels, et le plus redoutable fléau de toutes les superstitions, dans le sein desquelles elle a pris naissance parmi nous.

Une chose assez remarquable, c'est que ceux des alchimistes qui étoient le plus infatués de leurs prétentions folles, ont eu pourtant des idées saines, ou plutôt des vues heureuses en médecine. Dans le temps que les écoles s'enfonçoient de plus en plus, dans les préjugés scientifiques du galénisme et du péripatéticisme médical, les alchimistes, par l'impulsion d'un génie hardi, peut-être aussi par le besoin que ces esprits, avides de conceptions extraordinaires, avoient de suivre des sentiers non battus, commençoient à pressentir les véritables principes de l'économie vivante. Ils avoient déjà reconnu qu'il est nécessaire de séparer son étude de celle de la matière morte, et que

tout ce qui sent et vit est soumis à d'autres
loix que celles qui régissent les corps inani-
més. Arnaud de Villeneuve, Raymond Lulle,
Isaac le Hollandais, Paracelse, étoient sur la
route de la médecine hippocratique. Paracelse, que le praticien solitaire des Pyrénées
cité par Bordeu, appeloit le plus fou des médecins, et le plus médecin des fous, fut sans
doute le prototype des charlatans; un vrai
modèle d'orgueil, de démence et d'audace.
Du fond des cabarets de Bâle, il se jouoit de
la crédulité des princes, et même de celle
de quelques hommes, d'ailleurs fort éclairés
pour le temps. Sorti de ces asyles honteux,
il accumuloit, en présence d'une foule de
disciples infatués, les mensonges, les absur-
dités, les outrages contre ses rivaux. Du haut
de ses tréteaux, il prononçoit la proscription
de tout ce qui n'étoit pas lui. Il crioit d'une
voix frénétique : *Arrière moi, Grec, Latin,
Arabe;* il jetoit au feu publiquement les
écrits dont il vouloit anéantir la gloire.

Tel étoit ce Théophile Bombast-Paracelse,
qui se croyoit un grand homme, parce que
son nom étoit plus souvent prononcé dans
toute l'Europe, que celui d'aucun de ses
contemporains. Depuis cette époque, la

justice, et la justice sévère, a succédé à l'engouement : il n'est personne, parmi les
médecins dont l'opinion a quelque poids,
qui n'ait reconnu l'incohérence de ses idées,
et l'absurdité de ses prétentions. Combien
de fois n'a-t-on pas dévoilé tout ce que sa
conduite présentoit de ridicule et d'odieux!
Et cependant une entière équité ne permet
pas de méconnoître les services réels qu'il a
rendus à la science ; l'utilité des remèdes
qu'il a le premier mis en usage, ou qu'il
a maniés avec plus de hardiesse et de bonheur que ses devanciers ; enfin je ne sais
quelle sagacité originale, qui, sans être le
vrai génie, conduit à certaines découvertes,
auxquelles une marche plus réservée ne
conduiroit peut-être pas.

Paracelse avoit senti les vices principaux
de la médecine de son temps ; il avoit entrevu les réformes qu'elle exigeoit : et si la tournure de son caractère lui avoit permis de
rendre justice à ceux qu'il copioit impudem-
ment, en les outrageant sans mesure ; s'il
n'avoit pas sans cesse eu besoin d'ameuter
la foule autour de lui, sans doute il eût pu
beaucoup accélérer la révolution qui devoit

tôt ou tard ressusciter la vraie médecine dans l'occident.

§. X.

Renaissance des Lettres et de la Médecine hippocratique.

Dès avant la prise de Constantinople, l'industrie et le commerce de quelques villes d'Italie avoient réveillé, dans ce pays favorisé de la nature, le goût des sciences, des lettres et des arts. La langue italienne, formée des débris du latin, et sur laquelle tant de hordes barbares avoient laissé l'empreinte de leur passage et de leur violente domination, avoit enfin pris un caractère plus fixe. Des écrivains originaux, et même élégans, commençoient à lui faire reproduire les beautés classiques dont les anciens nous ont laissé des modèles immortels : elle inventoit, c'est-à-dire elle trouvoit aussi d'autres beautés, d'un genre moins pur, mais qui semblent tenir à son génie, et qu'un goût minutieux peut seul vouloir proscrire absolument.

L'Italie avoit servi d'asyle aux hommes de lettres fugitifs de Constantinople : elle ressentit la première les heureux effets des nouvelles lumières qu'ils avoient apportées avec eux. La littérature ancienne y devint plus familière : le bon goût y fit des progrès rapides, soit par l'influence d'un ciel favorable et des plus rians aspects de l'univers; soit par la présence de beaucoup de chefs-d'œuvre qui restoient encore des beaux siècles passés ; soit enfin par cette impulsion, toujours croissante du commerce et de l'industrie, et par les encouragemens que quelques gouvernemens éclairés donnoient aux gens de lettres et aux savans.

Déjà l'italien étoit une langue harmonieuse et riche. Elle se perfectionna tout-à-coup alors, comme se sont perfectionnées toutes les langues de l'Europe ; par l'étude réfléchie des grands modèles de l'antiquité : et le concours de tous les hommes éclairés de l'occident vers l'Italie, y retraçoit quelque ombre de ces beaux âges de la Grèce, où l'on vit accourir de toutes parts, et se mêler aux disciples des philosophes et des orateurs, tous les hommes qui, parmi les peuples voisins, et même parmi les vainqueurs du monde, avoient su reconnoître que la vie humaine n'est rien sans l'éclat des talens, et surtout sans les lumières de la raison.

Parmi les protecteurs des lettres et les propagateurs des lumières , la postérité honore surtout une famille de banquiers florentins. Les Médicis ont plus fait pour les progrès de la philosophie , des lettres et des arts , et par conséquent pour le bonheur des races futures , que tous les princes et les rois ensemble. Respectables surtout, tant qu'ils se contentèrent d'exercer noblement et libéralement leur négoce, et qu'ils n'ambitionnèrent d'autre influence que celle d'une popularité due à leurs talens et à leurs services, ils ont laissé dans l'histoire des souvenirs immortels , et dans le cœur de tous les amis de la philosophie , des lettres et des arts, un profond sentiment de reconnoissance : et la gloire d'avoir contribué si puissamment aux progrès de l'esprit humain, efface peut-être les reproches qu'ils ont d'ailleurs trop mérités.

Les deux plus grands hommes parmi les Médicis, furent sans doute Cosme et Laurent. La gloire de Cosme est plus pure ; mais la carrière de Laurent fut plus brillante : et même les juges les plus sévères ne peuvent méconnoître en lui, de très - belles et trèsnobles qualités. En effet, qui réunit à un plus haut degré, l'amour sincère de son pays aux grands talens de la politique, et l'élévation d'une ame généreuse à cette adresse et à ce tact juste qui lui conservèrent toujours sa popularité? Aussi n'échappa-t-il que par le plus grand bonheur, à un projet d'assassinat, dans lequel trempoient un pape, un cardinal, un archevêque, et dont il n'y eut que deux prêtres qui voulussent se charger, les assassins ordinaires ayant frémi d'horreur, à l'idée de commettre un si grand crime, dans l'église, et pendant l'office divin (1).

Laurent de Médicis ne fut pas seulement un protecteur zélé de la philosophie, des lettres et des arts : il contribua lui-même encore par ses écrits, à la propagation de cette morale sublime et généreuse des platoniciens, fondée malheureusement sur des prin-

---

(1) *Disse (Montesicco) che gli non bastarebbe mai l'animo commettere tanto eccesso in* chiesa, *ed accompagnare tradimento col sacrileggio.* Mach. lib. 8.

Voyez en outre, la vie de Laurent de Médicis, par Roscoe, soit dans l'anglais, soit dans l'excellente traduction du cit. Fr. Thurot.

cipes qui ne peuvent soutenir l'examen sévère de la raison, mais qui du moins ont l'avantage de donner à l'homme, le sentiment de sa dignité.

Les poésies de Laurent doivent encore être mises au rang des services qu'il a rendus aux lettres : quoiqu'elles ne soient pas exemptes des défauts de son pays et de son siècle, elles portent une empreinte de mélancolie, et un caractère de majesté que nous voudrions trouver plus souvent dans les poètes italiens.

On possédoit les ouvrages d'Hippocrate : on les expliquoit, on les enseignoit, on les commentoit avec ceux de Platon. Les médecins cultivoient les lettres; les gens de lettres étoient médecins. C'étoit en vain que Pétrarque, jaloux du crédit dont commençoit à jouir l'art renaissant, avoit exhalé contre lui et contre ceux qui le cultivent, les invectives les plus passionnées : le besoin, plus puissant que toutes les haines, avoit bientôt étouffé les cris de ce poète, et de quelques autres beaux-esprits, qui s'étoient attachés à recueillir, dans les auteurs sacrés et profanes, tout ce qui pouvoit être injurieux à la médecine, et la dégrader aux yeux du public.

L'explosion soudaine du mal vénérien, dont les ravages avoient commencé au siége de Naples en 1494, et qui se répandit bientôt dans toute l'Italie, en France, en Espagne, &c. avoit rendu les secours de l'art encore plus indispensables, et par conséquent lui avoit donné plus d'importance à lui - même. Les découvertes anatomiques de Vesale et de Colombus, les succès de pratique de Carpi, les travaux classiques de Mercurialis, de Capivaccius, de Calvus, de Prosper Martian, lui donnoient en Italie un éclat, en quelque sorte, égal à celui de ses plus beaux jours chez les Grecs : et l'esprit humain, débarrassé de ses langes, après avoir, pour ainsi dire, épuisé son premier intérêt sur l'éloquence, la poésie et les beaux-arts, commençoit à chercher dans les différentes branches des sciences naturelles et de la philosophie, une nouvelle pâture à son activité.

Tandis que la langue italienne prenoit un vol si hardi, le français et les autres idiômes de l'Europe se traînoient languissamment, ou même se défiguroient, pour ainsi dire, de plus en plus, en cherchant à couvrir leur pauvreté de lambeaux grecs et latins.

La médecine marcha d'un pas plus égal.

En Italie, en France, en Allemagne, ses progrès furent à-peu-près simultanés. Les écoles commencèrent à prendre une forme nouvelle. Celle de Paris surtout se distingua par le retour le plus complet et le plus heureux à la doctrine d'Hippocrate. Peut-être les meilleurs commentateurs de ce grand homme sont-ils sortis de cette école. Je me contente de citer ici Jacot, Duret, Houiller et Baillou, dont la lecture sera toujours instructive pour les praticiens. Cette même école s'honore aussi d'avoir produit et possédé Fernel, génie capable de systématiser les connoissances les plus vastes, et de les présenter dans un style, tout-à-la-fois très-philosophique et très-brillant. A-peu-près vers la même époque, Fabrice d'Aquapendente chez les Italiens, Fabrice de Hildan chez les Allemands, Ambroise Paré chez les Français, refaisoient, en quelque sorte, la chirurgie. Les deux derniers l'enrichissoient d'histoires très - exactes et très-circonstanciées de maladies et de traitemens. Le premier, rassemblant celles qui existoient avant lui, les lioit pour en former un corps de doctrine ; il leur donnoit une forme classique : tandis que, de son côté, Guy de Chauliac traçoit le tableau fidèle de

la chirurgie de son temps, et particulièrement des quatre sectes entre lesquelles se
partageoient tous les praticiens (1).

Cependant les communications, tous les
jours plus faciles et plus habituelles, redou-
bloient l'émulation des savans, et propa-
geoient au loin la lumière. Les découvertes
faites dans un pays, commençoient à n'être
plus perdues pour ses voisins. Les voyages
se multiplioient; et par eux, chaque maître
célèbre, du haut de sa chaire, et du sein
même de son cabinet, parloit, pour ainsi
dire, à l'univers civilisé.

Linacre alla puiser en Italie, des connoissances dont il ne pouvoit trouver alors les
sources en Angleterre. Il fut le disciple de
Démétrius et d'Ange Politien; il vécut dans
l'intimité la plus étroite, avec cette foule
d'hommes de lettres dont la réputation
l'avoit arraché de ses foyers : et quand il
revint, quelques années après, en Angle-

____

(1) La première de ces sectes suivoit Roland, Ro-
ger et les quatre maîtres; la seconde suivoit Brunus et
Théodoric; la troisième, Guillaume de Salicet et Lan-
franc; la quatrième étoit celle des chirurgiens allemands, qui joignoient encore les charmes à leurs lai-
nes, à leurs huiles et à leurs potions.

terre , chargé du plus honorable butin , son retour fut signalé par un bienfait public. Linacre engagea le roi Henri VIII, dont il étoit le premier médecin, à fonder le collége des médecins de Londres ; établissement respectable , qui rendit des services réels, au moment même de sa formation, et qui devoit de jour en jour, devenir plus utile, et jeter un plus grand éclat. Linacre le présida lors de son ouverture : il s'occupa sans cesse des moyens de le faire fleurir; et afin de s'associer de plus près encore, aux services qu'il en attendoit dans l'avenir, pour son pays et pour l'art lui-même, il légua sa maison à ce collége, dans l'intention formellement énoncée , qu'elle fût désormais le lieu de ses séances , et le témoin de tous ses travaux.

§. XI.

Staalh , Vanhelmont.

D ANS le dernier siècle , la chimie changea tout-à-coup de face en Allemagne. Cette révolution , dont l'influence sur le progrès des sciences naturelles est tout-à-fait incalculable, fut l'ouvrage de Becker et de son

disciple Staalh. Staalh étoit un de ces génies
extraordinaires que la nature semble desti-
ner, de temps en temps, au renouvellement
des sciences. Elle l'avoit doué tout à la fois,
de cette sagacité vive qui pénètre, en quelque
sorte, les objets, et de cette retenue qui s'arrête à chaque pas, pour les considérer sous
tous leurs aspects; de ce coup-d'œil rapide
et vaste qui les saisit dans leur ensemble,
et de cette observation patiente qui poursuit
avec scrupule leurs moindres détails. Il fut
distingué principalement, ainsi que son
maître, par le rare talent de trouver dans
les phénomènes les plus communs, les
analogues et les points de comparaison,
ou même la cause directe de ceux qui paroissent le plus étonnans, et dans les explications les plus simples, la base des plus sublimes théories. Nous ne rappellerons point
ici les travaux chimiques de ces deux grands
hommes : il suffit de dire qu'ils portèrent
les premiers, la philosophie dans une science qui jusqu'alors, avoit flotté sans cesse
entre un petit nombre de grandes vérités et
une foule de pitoyables erreurs, et qui, par
la nature même de ses recherches, sembloit
devoir être long-temps le patrimoine du

charlatanisme, ou l'objet trompeur des plus folles espérances.

Staalh entreprit de faire pour la médecine ce qu'il avoit fait pour la chimie. Il étoit nourri de la doctrine d'Hippocrate ; et personne ne savoit mieux que lui, ce que les observations et les vues philosophiques des modernes y pouvoient ajouter. Il vit que le premier pas à faire étoit de séparer les idées générales, ou les principes de la médecine, de toute hypothèse étrangère. Il avoit reconnu que la médecine, s'exerçant sur un sujet soumis à des loix particulières, l'étude d'aucun autre objet de la nature ne peut dévoiler, du moins directement, ces loix, et que l'application des doctrines le plus solidement établies dans les autres sciences, à celle dont le but est de connoître et de gouverner l'économie animale, devient nécessairement la source des plus graves erreurs.

Chaque siècle a son goût particulier et sa mode. Les mêmes sciences ne sont pas cultivées long-temps de suite avec la même ardeur : elles sont remplacées par d'autres ; et toutes, dans ces passages alternatifs, éprouvent des changemens, plus ou moins favorables aux progrès de leur partie systématique.

Aux différentes époques, la médecine a pris la couleur des sciences dominantes ; elle a voulu parler leur langue, et s'assujettir aux mêmes principes qu'elles : de sorte qu'elle a passé, tour-à-tour, par les différens systêmes qui ont joui de quelque célébrité dans le monde. Cette nécessité de la ramener dans le cercle des faits qui lui sont propres, et qui peuvent seuls fournir des résultats généraux sur la connoissance de l'homme malade, et des systêmes de curation véritablement utiles; cette nécessité, déjà reconnue autrefois par Hippocrate, avoit également été sentie par Bacon. Staalh exécuta, du moins à quelques égards, ce que Bacon n'avoit fait qu'indiquer.

Les idées de Staalh ont, en général, été mal comprises : on peut même dire qu'elles ont été presqu'également défigurées par ses critiques et par ses admirateurs.

Les causes de cette méprise mériteroient d'être développées dans un ouvrage particulier. Il seroit utile, je pense, de présenter la doctrine staalhienne sous des points de vue plus déterminés, qu'elle n'a pu l'être par l'auteur lui-même. On n'a point encore assigné avec précision, les points par lesquels elle se distingue, et ceux par lesquels elle se rapproche des doctrines anciennes. Peut-être enfin seroit-il convenable de terminer un écrit de ce genre, par le tableau raisonné des progrès de la science depuis Staalh, et de ceux que tout lui présage pour un temps assez prochain. Il résulteroit vraisemblablement de cette discussion, que les réformes déjà faites, et celles qui se feront dans le même esprit, sont et seront en grande partie l'ouvrage de ce grand homme ; soit par suite des idées saines qu'il a directement établies, soit à cause de l'impulsion qu'il a donnée aux esprits. Il en résulteroit aussi, je crois, que, malgré la manière dédaigneuse dont les adversaires de Staalh l'ont combattu, malgré la manière quelquefois gauche dont ses élèves l'ont défendu, expliqué, commenté, son influence n'a pas été moindre en médecine qu'en chimie, et que dans l'une et dans l'autre science, il a rendu des services immortels. Je me borne à remarquer ici, que ses moindres écrits, tous remplis de grandes vues, sont en même temps riches d'observations particulières très précieuses, et que le grand ouvrage où se trouve exposée sa théorie générale n'est sujet à de fausses interpré-

tations, que par le vague d'un mot principal, qui jette son obscurité sur toutes les
explications accessoires et consécutives ;
vague dans lequel l'auteur crut devoir s'en-
vclopper pour éviter les persécutions.

Les phénomènes de la vie dépendent d'une
cause, ou pour parler plus exactement, sont
la suite et la conséquence d'un autre fait antérieur, que nous ne connoissons que par les
faits subséquens qui lui sont liés ; c'est-à-
dire par ces phénomènes eux-mêmes. Cette
cause a reçu différens noms, aux différentes
époques de la médecine et de la philosophie. Hippocrate l'appeloit *nature impulsive,*
ἐνορμῶν. Elle a depuis été nommée successivement *ame, sensibilité, solide vivant,
force nerveuse, principe vital,* &c.

Quand on eut établi d'une manière for-
melle et dogmatique, la distinction de l'esprit et de la matière, l'*ame* fut l'esprit ; et
les philosophes, de concert avec les théologiens, la regardèrent comme immatérielle.
Le corps en fut donc séparé, par cela même
qu'il étoit le corps ; et pour expliquer les
fonctions de ses différens organes, on ad-
mit, suivant les pays et les temps, différentes causes, ou forces, matérielles ainsi

que lui, mais soumises par des connexions inconnues, à l'ame leur supérieur commun. Des opinions plus dogmatiques encore ayant établi que la pensée est une fonction exclusivement propre à l'ame, essentielle à son existence, et dont l'exercice, continué sans interruption pendant toute la durée de la vie, ne cesse véritablement qu'à la dissolution du corps : dès ce moment, le mot *ame* ne pouvoit plus se borner à désigner la cause première, ou l'abstraction des phénomènes vitaux; il signifia le principe de la pensée, la pensée elle-même; et dans le langage commun, on s'en servit pour exprimer l'être moral, ou la collection des idées et des sentimens.

Entre tous les noms qui se présentoient pour désigner le principe moteur des corps animés, Staalh choisit le mot *ame;* et voici pourquoi. Suivant lui, ce principe est un; il s'exerce également sur tous les organes; et les différences qui s'observent dans leurs opérations, ou dans les produits de ces opérations, dépendent de la structure des parties, qui modifie, en quelque sorte, le principe lui-même, et lui fait éprouver les divers appétits, ou le porte aux diverses déterminations , qui sont du ressort de chacun de ces organes. Il digère dans l'estomac, respire dans le poumon , filtre la bile dans le foie , pense dans la tête et dans les principales dépendances du systême cérébral. Telle fut la doctrine de plusieurs philosophes anciens ; telle fut aussi celle de quelques-uns des premiers Pères de l'Eglise , et notamment de S. Augustin, qui l'expose d'une manière également claire et ingénieuse, dans son petit écrit *De quantitate animœ*. On n'explique point par cette doctrine, la nature et l'essence première du principe de vie , qui se refuse à toute explication : mais on est dispensé par-là, de recourir à cette *ame,* ou double, ou triple , due aux rêveries des platoniciens : et comme dans la supposition de son immatérialité , l'on admet toujours son action sur le corps, pour tous les mouvemens que la pensée et la volonté déterminent, il n'est pas plus difficile de concevoir qu'elle agit également sur lui , pour toutes les fonctions où la pensée et la volonté n'ont aucune part ; et cela d'après des loix essentielles , comme l'entendoit S. Augustin , à l'union de la matière et de l'esprit , qui, selon lui, constitue l'homme vivant. Mais

l'ignorance et la mauvaise foi des scolastiques modernes ne pouvoient consentir à
discuter leurs propres opinions, qu'ils n'entendoient pas : il leur étoit, et malheureusement peut-être il leur sera long-temps encore, plus commode de prononcer des ana-
thêmes et de persécuter.

Si Staalh se fût donc servi d'un autre terme
que celui d'*ame*, auquel il évitoit avec soin,
d'attacher un sens trop précis, difficilement
eût-il échappé aux reproches d'impiété, de
matérialisme, et, qui pis est, à la poursuite
implacable des persécuteurs, alors très-puis-
sans. Un mot suffit pour lui conserver l'or-
thodoxie et le repos. C'en est assez pour excuser cette ambiguité d'expression, quoiqu'elle soit devenue la cause de beaucoup de
mal-entendus par rapport à la théorie, et
même de quelques erreurs de pratique, où
sont tombés certains staalhiens enthousiastes : et quoiqu'il fût très-facile de prouver
que l'unité du principe vital s'accorde également avec toutes les idées qu'on peut se
faire de sa nature, il paroît que Staalh ne
comptoit pas beaucoup sur la saine logique
et sur la bonne foi des théologiens de son
temps.

Pour bien faire connoître les vues de ce
médecin, le plus grand, à notre avis, qui
ait paru depuis Hippocrate, il faudroit, je
le répète, enter dans l'exposition détaillée,
non-seulement de ses principes généraux,
mais encore d'une grande quantité de vues
particulières qui les éclaircissent et les confirment. Des gens qui jugent souvent sur
parole, sans lire eux-mêmes, et d'autres qui
jugent aussi sur parole, même après avoir
lu, le regardent seulement comme un auteur de théories brillantes, dont on ne peut
emprunter aucune vraie lumière pour la pratique. Je suis, au contraire, convaincu par
mon expérience, que nul écrivain n'est plus
capable d'apprendre à bien voir la nature,
et de suggérer d'heureuses ressources au lit
des malades. Sa théorie des affections chroniques abdominales, renfermée dans les
limites, au-delà desquelles il n'a pas assurément voulu l'étendre, est d'une application
journalière et féconde ; et son traité des flux
hémorragiques est, sans exception, le mor-
ceau le plus précieux de la médecine-pratique moderne.

Après avoir parlé de Staahl, nous devons
dire un mot de Vanhelmont. Vanhelmont

ne mérite point sans doute d'être placé sur la même ligne que Staalh; il ne lui est comparable sous aucun rapport : mais l'un et l'autre, avec des forces inégales, et par des routes différentes, sont arrivés à des résultats qui se rapprochent, et qui même ne diffèrent peut-être que par le langage dans lequel ils sont énoncés. Leurs opinions ont d'ailleurs été développées et fondues ensemble, par des hommes de génie, dont le jugement assez ferme pour résister à la tyrannie des opinions dominantes, a sauvé ces deux médecins originaux de l'oubli qui sembloit les menacer. C'est dans cet état, pour ainsi dire, d'association, que leurs théories ont reparu dans nos écoles; c'est sous la plume de ces écrivains distingués qu'elles ont obtenu, du moins parmi nous, une gloire qui n'a pas été inutile aux véritables progrès de l'art.

Vanhelmont étoit nourri de la lecture des adeptes. Doué d'une imagination ardente, il l'avoit encore exaltée dans leur commerce assidu. Le feu de leurs fourneaux avoit achevé d'enflammer sa tête. Cependant du milieu de cette fumée alchimique et superstitieuse, où trop souvent ses idées sont comme perdues, jaillissent par intervalles, des traits d'une vive lumière. C'est sur la route de l'erreur qu'il a fait d'heureuses découvertes ; et c'est dans la langue des charlatans qu'il annonce de brillantes vérités.

Vanhelmont fut un des plus implacables ennemis du galénisme et des écoles de son temps. Il ne laisse échapper aucune occasion d'attaquer ces écoles ; et il le fait souvent avec beaucoup de justesse et de sagacité. Rien sans doute ne ressemble moins à sa médecine, que celle qui s'enseignoit alors: mais le besoin de penser toujours différemment du reste des hommes, n'est pas un moyen sûr d'avoir toujours raison.

C'est Vanhelmont qui le premier a fait connoître le système des forces épigastriques. On en trouvoit dejà quelques foibles vestiges dans Hippocrate : mais le père de la médecine n'en a parlé que pour resserrer l'influence de ces forces, dans les bornes les plus étroites. Depuis lui, personne ne s'en étoit spécialement occupé. Vanhelmont reconnut l'action puissante de l'estomac sur les autres organes, et celle de la digestion sur leurs fonctions particulières et respectives. Il vit également que le diaphragme, placé tout-à-la-fois, comme point de séparation, et comme moyen de communication, entre la poitrine et le bas-ventre, devient, par ses relations et par le voisinage des viscères les plus importans, un centre principal dans l'économie du corps vivant.

Des faits sans nombre viennent à l'appui de cette opinion. Les médecins de l'école de Montpellier ont recueilli les plus frappans, et les ont présentés dans différens écrits, avec bien plus de méthode et de clarté que n'eût jamais pu le faire Vanhelmont.

Chaque organe a son genre de sensibilité propre, quoique tenant et subordonné d'une manière étroite, à l'ensemble du systême : des qualités et des fonctions particulières le distinguent de chacun des autres organes : certaines fonctions lui sont exclusivement attribuées. Vanhelmont suppose que les différences caractéristiques des diverses parties, dépendent des causes qui les animent. Il prétend que, dans chacune, réside un principe, chargé de son gouvernement; qu'un principe suprême, auquel l'auteur donne le nom d'*archée*, a la surintendance de tous les autres; et que, de leur concert, de leur conspiration systématique, résulte le principe général des forces vitales, comme le corps lui-même résulte de la réunion de tous les membres. Le grand *archée* réside à l'orifice supérieur de l'estomac. De là, comme de son trône, il envoie ses ordres aux petits *archées*, établis dans leurs diverses juridictions. Ceux-ci, tenus d'exécuter même ses caprices, y mettent toujours du leur, soit en bien, soit en mal ; et c'est de toutes ces opérations combinées, que se composent les fonctions régulières de l'état sain, et les phénomènes anomales de l'état maladif.

L'art du médecin consiste donc à bien étudier le caractère du principe central commun, et celui des autres divers principes inférieurs ; de savoir quand il faut exciter leur négligence, quand il faut réprimer leur fougue, et quels sont les moyens de maîtriser leurs passions, ou de corriger leurs écarts.

Tout cela traduit en langage plus vulgaire, veut dire qu'il existe dans les corps animés, une cause générale des mouvemens vitaux ; que les différens organes, quoiqu'ils en dépendent toujours, ont cependant des manières d'être affectés et d'agir qui leur sont propres, et qui sont une suite de leur structure particulière; que la médecine est la science des loix par lesquelles cette cause exerce son action, des modifications dont est suceptible son influence sur les différentes parties, ou dans les diverses circonstances, et des moyens d'agir, soit sur le système entier des forces, soit sur celles d'un organe particulier, pour maintenir, ou pour rétablir la régularité de ses fonctions.

Cette doctrine est confirmée par l'observation de la nature. C'est sur elle que Vanhelmont fonda ses vues de pratique. Malheureusement, il s'imagina que le génie pouvoit suppléer aux faits : et dédaignant les observations recueillies par ses devanciers, il adopta hardiment des plans de curation entièrement nouveaux. Il osa même, à l'exemple de Paracelse, aspirer à prolonger la vie humaine : il se flatta d'en avoir trouvé le secret; il l'annonça avec la plus grande confiance : et comme son maître, il abrégea ses jours, par ces belles découvertes qui devoient rendre les hommes immortels.

Parmi ses ouvrages de pure et véritable pratique, ses adversaires eux-mêmes distinguent, avec raison, le Traité de la Pierre. Là, sa théorie devient en effet beaucoup plus lumineuse ; et l'on peut encore lire avec fruit cet écrit original. On trouve également dans divers endroits de ses autres ouvrages, plusieurs vues utiles sur les fièvres, sur les affections catharrales, et particulièrement sur les rapports de l'asthme avec l'épilepsie ; rapports dont l'auteur déduit un plan de curation mieux entendu.

Comme chimiste, Vanhelmont mérite une place très-distinguée. Plusieurs expériences curieuses, et même plusieurs découvertes qui ont contribué aux progrès ultérieurs de la science, lui mériteront à jamais l'estime et la reconnoissance des justes appréciateurs de ses travaux. C'est à lui qu'on doit la première connoissance des fluides aériformes; et c'est lui qui leur a donné le nom de *gaz*, sous lequel ils sont désignés encore aujourd'hui.

§. XII.

Sydenham.

QUAND Sydenham parut en Angleterre, la médecine étoit toute scolastique. Les progrès des autres sciences n'avoient encore eu sur elle, qu'une influence erronée. Le véritable esprit d'observation était presqu'entièrement inconnu. Sydenham, après des études médiocres, aidé de peu de lecture, mais guidé par l'impulsion d'un génie heureux, entreprit de ramener la pratique à l'expérience. Il connoissoit imparfaitement les théories qui régnoient alors. Cette circonstance fut peut-être plus utile à ses travaux, qu'elle ne put jamais être embarrassante pour son amour-propre. Il en eut d'autant moins de peine à se frayer une route sur les pas de la Nature. L'illustre Locke, à qui nous devons, sinon les premiers principes de la méthode philosophique, du moins la première démonstration des vérités fondamentales sur lesquelles ils reposent, Locke étoit son ami. L'amitié d'un tel homme indique suffisamment la tournure d'esprit de celui qui la cultive; elle donne, pour ainsi dire, sa mesure. Nous ne pouvons douter que les conseils du philosophe n'aient contribué beaucoup aux succès du médecin, qui le reconnoît lui-même avec candeur (1).

____

(1) Dans son Traité *des Maladies aiguës*, il donne pour preuve de la bonté de sa méthode, l'approbation qu'elle a reçue de son illustre ami.

Sydenham attaqua par l'arme invincible de l'expérience, plusieurs préjugés funestes qui régnoient alors. Les chimistes avoient introduit dans la médecine, l'usage inconsidéré des cordiaux et des esprits ardens, ou volatils. On abusoit surtout de ces remèdes dans le traitement des maladies aiguës. Sydenham fit voir qu'ils étoient dans ces cas, presque toujours nuisibles, particulièrement au début des maladies. On traitoit la petite vérole et les autres éruptions cutanées aiguës, par les sudorifiques seuls. Sydenham prouva que cette méthode avoit été plus fatale à l'humanité, qu'une suite de guerres sanglantes. On s'accorde généralement à regarder son Traité de la Goutte comme un chef-d'œuvre de description : c'est encore, en effet, ce que nous avons de plus parfait sur cette maladie; non qu'elle se présente toujours telle qu'il la peint, mais parce qu'on ne peut rien imaginer de plus exact et de plus ingénieux que le plan d'observation qu'il y trace.

Hippocrate avoit esquissé dans ses Epidémies, les premiers traits d'une médecine aussi vaste que neuve (celle des épidémies). Pendant plusieurs siècles, ses idées étoient restées, en quelque sorte, endormies dans leur germe. Baillou, professeur à Paris dans le seizième siècle, s'en étoit emparé, et les avoit étendues, non point en homme de génie, car il ne l'étoit pas, mais du moins en observateur attentif, en sage praticien. Il avoit même été conduit à les considérer sous quelques points de vue nouveaux.

Sydenham, sans connoître Baillou, peut-être même sans avoir bien lu Hippocrate, fut ramené dans cette même route, par la seule observation. Il la suivit avec plus de succès encore : c'est la plus belle partie de sa gloire. On ne connoît bien que depuis lui, ces variations générales auxquelles sont assujéties chaque année, les constitutions épidémiques; leurs rapports et leur enchaînement avec les divers états apparens de l'atmosphère, ou leur indépendance souvent très-évidente de ces mêmes états; l'espèce d'empire qu'elles exercent sur les maladies sporadiques, ou particulières ; enfin la manière dont elles se balancent dans leur succession, quoique cependant l'ordre n'en soit pas encore soumis à des règles fixes, sur lesquelles on puisse entièrement compter.

La pratique de Sydenham fit une véritable révolution dans la médecine. Ce fut le triom-

phe, non d'un génie transcendant qui re-
nouvelle tout par des vues générales et hardies, mais d'un observateur qui pénètre
avec sagacité, fouille avec sagesse, et s'ap-
puie toujours sur une méthode sûre. Les
théories de Sydenham étoient, il faut
l'avouer, mesquines, ou même fausses; et
hors de son empirisme, dans lequel un instinct précieux lui tenoit lieu de tout, ses
idées étoient en général étroites : cependant
aucun médecin n'eut jamais une plus utile
influence sur la partie de l'art qui est le but
de toutes les autres, sur la pratique; aucun
ne mérita mieux, à cet égard, le titre de
régénérateur.

§. XIII.

Découverte de la circulation du sang.

LE génie de Bacon et celui de Descartes,
avoient imprimé un grand mouvement à
l'esprit humain : Descartes surtout agitoit
l'Europe par ses idées nouvelles; car Bacon
ne fut bien compris que beaucoup plus
tard. Le doute méthodique et des procédés
inconnus, employés dans la recherche de la
vérité, sembloient devoir changer la face de

la philosophie rationnelle. L'application de l'algèbre à la géométrie des courbes, et un système du monde qui cherchoit les loix de ses phénomènes, dans celles même du mouvement, devoient opérer la même révolution dans les sciences physiques. Dès-lors, ces dernières furent cultivées avec plus de soin. L'art expérimental, si recommandé par Bacon, y fut introduit par Galilée son contemporain, et par les disciples de l'Ecole florentine. On dirigea les recherches d'après des procédés plus réguliers et plus sûrs. Enfin, la géométrie, dite improprement de l'infini, qu'avoient pressentie et même indiquée Fermat, Descartes, Pascal, et quelques autres, fut trouvée bientôt après, par Leibnitz et par Newton (1). Elle ouvrit une nouvelle carrière au génie, et lui fournit les moyens de la parcourir. Dès-lors, on put concevoir de sûres espérances pour beaucoup de découvertes ultérieures, qu'on devoit auparavant regarder comme absurde de tenter. Le nouvel instrument, comparé à ceux qu'on avoit possédés jusqu'alors, étoit, suivant

____

(1) Il paroît prouvé aujourd'hui, que la gloire de cette découverte est exclusivement due à Newton.

l'expression de Leibnitz, la massue d'Hercule, comparée aux foibles armes d'un guerrier mortel.

Au milieu de cette impulsion générale des esprits, la médecine ne resta pas immobile. Une circonstance dont j'aurois dû parler plutôt, l'avoit préparée à toutes les innovations, en ébranlant encore une fois, le crédit des anciens, dont elle dévoiloit effectivement quelques erreurs physiologiques : je veux parler de la découverte de la circulation, entrevue par l'infortuné Servet ; touchée de plus près, s'il est permis de s'exprimer ainsi, par Varole et par Colombus ; exposée avec exactitude et même assez en détail, relativement au cœur et aux gros vaisseaux, par Césalpin ; mais dont la démonstration est due aux travaux de Harvée, à qui la gloire en reste exclusivement aujourd'hui.

Ce nouveau jour, porté dans l'économie animale, ne fit, s'il est permis de le dire, que redoubler la rage des systêmes. On ne pensa plus qu'à faire circuler librement le sang, à détruire sa viscosité, à tirer du corps celui qu'on supposoit corrompu, à le refaire, à le corriger, à le renouveler, à tenir les vaisseaux relâchés et perméables.

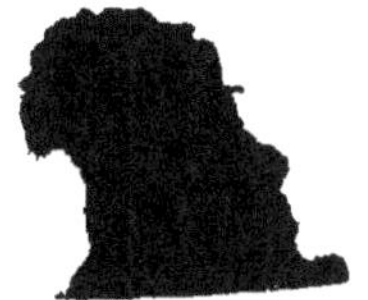

De–là, ces torrens de boissons aqueuses et délayantes, dont Bontekoë et ses partisans inondoient leurs malades : de-là, cette fureur sanguinaire que les partisans de Botal se crurent alors bien plus fondés à mettre en usage, dans les traitemens de toutes les maladies ; fureur qui tant de fois fatiguée, en quelque sorte, de meurtres méthodiques, n'a fait cependant que se reposer par intervalles, et reparoît encore de temps en temps dans les écoles : enfin de-là, ce misérable délire de la transfusion du sang, dont la pratique coûta presque toujours la vie, ou la raison, à ceux qui ne craignirent pas de se soumettre à cette opération téméraire.

Ainsi, l'une des plus belles découvertes de la médecine moderne, bien loin d'éclairer la pratique de l'art, comme on sembloit devoir s'en flatter, ne fit qu'égarer les imaginations foibles, éblouies de sa lumière : et l'on peut douter encore raisonnablement, que son application à la connoissance et à la curation des maladies internes, ait été d'une utilité réelle. Dans les cas chirurgicaux eux-mêmes, où l'on est plus porté à la regarder comme un flambeau nécessaire, l'observation n'en tiendroit-elle pas lieu presque toujours ? et ne faut-il pas borner son importance, à l'éclaircissement d'un point d'anatomie et de physiologie, très-curieux sans doute en lui-même, mais qui, s'il n'intéressoit pas indirectement plusieurs autres questions importantes, relatives à l'économie animale, auroit peut-être contribué foiblement à nous en faire connoître les véritables loix ?

Au reste, sous ce seul point de vue, la découverte de la circulation a rendu des services dont la pratique finit par profiter ; et la gloire de ses auteurs ne pourroit être contestée que par l'envie la plus ridicule, ou par le goût le plus inconsidéré du paradoxe.

On avoit vu la médecine soumise, tour-à-tour, aux opinions d'Héraclite, de Pythagore, d'Epicure, d'Aristote, &c. Quand la philosophie de Descartes, après avoir été proscrite comme une impiété, obtint de plus en plus, toutes les faveurs de la mode, et se transforma même en une sorte de superstition, la médecine fut entraînée par ce torrent ; elle devint cartésienne.

Les théories chimiques sur les acides et les alkalis, transportées dans les humeurs vivantes ; les théories purement géométriques, par lesquelles des hommes médiocres

pour la plupart, comme médecins et comme
géomètres, prétendoient expliquer les fonctions des organes ; les théories hydrauliques
qui en furent la conséquence, et qui servi-
rent de base à tant de faux calculs sur le
cours du sang et des autres liqueurs ; enfin,
les vues physiques sur les loix du mouvement général des corps, sur leur influence
dans les phénomènes de la vie, ou sur l'utilité dont peut devenir leur connoissance pour
l'explication de ces phénomènes, commençoient à jouer un assez grand rôle, quand
parut un nouveau professeur qui devoit faire
une véritable révolution.

§. XIV.

Boerhaave.

LA médecine n'avoit point occupé les premières années de la jeunesse de Boerhaave.
Destiné d'abord à la théologie, bientôt après,
séduit par le goût des sciences mathématiques et physiques dont il donna, pendant
quelque temps, des leçons pour subsister, ce
fut assez tard, et muni de connoissances très-
profondes et très-vastes sur toutes les parties de ses premières études, qu'il entra dans

la carrière médicale. Son esprit avoit déjà gagné beaucoup en force, en étendue, en habitude de discussion sévère, en ténacité d'attention : mais son tact, exercé pour la première fois, sur des objets tout nouveaux, à une époque de la vie où les impressions extérieures commencent à s'affoiblir par une certaine diminution de la sensibilité, ou à devenir plus confuses par leur multiplicité même ; son tact n'eut jamais peut-être, à cause de cela, ce degré de perfection qui peut seul mettre en valeur, au lit des malades, toutes les richesses du savoir et toute la puissance de la raison. D'ailleurs, comment renoncer au desir si naturel d'appliquer à ce qu'on apprend, ce que l'on sait déjà ? Nourri de la scolastique du temps, comment en écarter toujours les méthodes, les formules, les hypothèses ? Plein de confiance dans les procédés rigoureux et sûrs de la géométrie, comment ne pas vouloir les faire entrer quelquefois, dans cette science, à laquelle il seroit si glorieux sans doute de faire perdre son caractère mobile, et trop souvent incertain ?

Nous avons observé plus haut, que Boerhaave savoit beaucoup, et qu'il voulut faire

entrer toutes ses connoissances dans ses systêmes de médecine. Il avoit lu les écrivains de toutes les sectes et de tous les âges ;
il les avoit extraits, analysés, commentés,
développés. Tous leurs travaux lui étoient
connus, toutes leurs opinions familières. Il
s'en empare, il les modifie, il les combine ; il
répand sur le tout, cet ordre lumineux qui
le caractérise : et bientôt sortent de ses
mains, ses institutions de médecine, et
ses aphorismes de pratique, les deux tableaux, tout-à-la-fois les plus vastes et les
plus précis, qu'on eût encore vus dans les
sciences, et qui ne le cédoient, pour l'uni-
versalité des objets et des points de vue,
qu'à ceux du grand Bacon. Heureux si la
chimie, qui d'ailleurs lui dut de très-im-
portantes découvertes, si les idées des prétendues diverses acrimonies et de leurs neutralisations, enfin si de pures hypothèses mécaniques et hydrauliques ne déparoient souvent un si beau travail ! Heureux encore, si
plus fidèle dans ses expositions, à l'ordre naturel de la formation des idées, il eût commencé par recueillir et classer les faits, ou les
données, au lieu d'entrer sans cesse en matière par les résultats ! Les écrits de cet

homme extraordinaire eussent alors été des modèles de la manière de philosopher et d'enseigner; comme ils sont des chefs-d'œuvre d'érudition, de critique, de clarté, d'ordonnance et de précision.

Boerhaave a publié différens écrits particuliers sur plusieurs parties de la médecine. Dans tous, on trouve la même vigueur de tête. Celui sur les maux de nerfs, ses consultations et sa lettre à Gorter, prouvent que, dans un âge plus avancé, après avoir suivi la nature au lit des malades, Boerhaave attachoit beaucoup moins d'importance à ses systêmes, et qu'il se rapprochoit de plus en plus, des idées d'Hippocrate, et de tous les véritables médecins. Mais les deux ouvrages que j'ai cités auparavant, contiennent la substance de sa doctrine; et comme ils étoient destinés à lui servir de texte pour ses leçons, ils font très-bien connoître son plan d'enseignement.

L'Ecole médicale de Leyde, célèbre par plusieurs savans professeurs lorsque Boerhaave y fut reçu, ne l'est presque plus maintenant que par lui. Leur gloire s'est, pour ainsi dire, perdue dans la sienne. Après avoir régné pendant sa vie sur la médecine de l'Europe, son nom a conservé, long-temps après sa mort, le même éclat. Les talens de ses disciples répandus dans tous les pays, l'ont fait également admirer et respecter : et sans doute ce nom, justement illustre, vivra dans la postérité, sinon comme celui d'un génie éminent et véritablement philosophique, du moins comme celui d'un professeur très-laborieux, très-habile et d'un écrivain très-élégant.

§. XV.

Hoffmann ; Baglivi ; nouveaux solidistes d'Edimbourg ; Ecole de Montpellier.

DANS le même temps, Hoffmann, professeur à l'université de Hall, fondoit sa pratique et ses leçons sur un nouveau système, auquel on a donné le nom de *solidisme*. C'étoit la doctrine méthodique (1), modifiée par les vues d'Hippocrate et par les découvertes de la chimie et de la philosophie moderne.

L'éloquent Baglivi, enlevé à la science par une mort prématurée, en avoit déjà tracé l'ébauche à Rome, dans ses cours, dont la cé-

____

(1) Prosper Alpin avoit déjà tenté de la rajeunir.

lébrité faisoit accourir des élèves de toute l'Europe, et dans son traité de *fibra motrice et morbosa.*

Ces deux médecins (1), rejetant, ou limitant les opinions des humoristes, suivant lesquels les fluides exercent une influence essentielle et directe sur l'état sain et sur l'état malade, ont restitué ce rôle important aux solides. Ils établissent que les modifications ressenties par les fluides, ne sont que la suite et l'effet des modifications que les solides ont éprouvées. En un mot, d'après leur hypothèse, la vie s'exerce, et toutes ses révolutions se passent dans *le solide,* qu'à raison de cette manière même de le considérer, Hoffmann appelle *solidum vivens.* Ce qui distingue les solidistes des méthodistes, c'est qu'avec Hippocrate, les premiers reconnoissent une force vitale, dont les loix ne peuvent être connues que par l'observation des phénomènes propres au corps vivant : et ces phénomènes résultent pour eux, de son action sur les fibres, entre lesquelles la nature l'a comme distribuée, pour les ani-

____

(1) Hoffmann se rapproche beaucoup plus de Baglivi que de Prosper Alpin.

mer toutes d'une certaine somme d'énergie
et de mouvement.

Les principes d'Hoffmann se trouvent dis-
séminés dans ses trop volumineux ouvrages, remplis sans doute d'ailleurs de savoir
et même de bonnes observations pratiques.
Il les a résumés et présentés, avec toutes leurs
preuves, dans un dernier écrit intitulé *Medicina rationalis systematica*.

Ces principes semblent avoir été la source
de ceux qu'on enseigne encore aujourd'hui
dans l'école d'Edimbourg; école justement
renommée pour la réunion singulière, et la
succession non interrompue, de professeurs distingués dans plusieurs genres différens.

On avoit donné le nom d'animistes, aux
disciples immédiats de Staalh, tels qu'Al-
berti, Junker, Nenter, &c. Ceux qui depuis
ont associé ses vues à celles des solidistes,
des chimistes, ou même des mécaniciens, tels
que Gorter, Gaubius, Sauvage, Robert-
Whytt, ont reçu le nom de *semi-animistes*.

Enfin, des opinions de Staalh et de Vanhelmont, et du solidisme, étendu, modifié,
corrigé, s'est formée une nouvelle doctrine
à laquelle Bordeu, Venel, Lamurre, l'on

peut même dire l'école de Montpellier presque entière, a donné beaucoup d'éclat et de
partisans. Agrandie, depuis ces maîtres célèbres, par les vastes travaux de Barthez; fortifiée par ses élèves et ses successeurs, de ce
que les découvertes modernes et les progrès
des sciences collatérales pouvoient lui fournir de preuves nouvelles; perfectionnée par
l'application des méthodes philosophiques,
que de bons esprits commencent à porter
enfin dans tous les objets de nos études, elle se
rapproche de plus en plus, de la vérité. Bientôt ce ne sera plus une doctrine particulière:
en profitant des découvertes réelles, éparses
dans les écrits de toutes les sectes; en se dépouillant de cet esprit exclusif qui étouffe
la véritable émulation, et qui n'a jamais en-
fanté que de ridicules débats, elle deviendra
la seule théorie incontestable en médecine;
car elle sera le lien naturel et nécessaire de
toutes les connoissances rassemblées sur notre art, jusqu'à ce jour.

§. X V I.

État de l'enseignement.

DANS tous les siècles, les écoles se sont laissé plus ou moins entraîner par les systêmes dominans : cela devoit être. Mais par une fatalité singulière, elles ont, presque sans exception, partagé toutes leurs erreurs, sans beaucoup profiter des vérités nouvelles qui, pour l'ordinaire, en avoient donné les premières idées, ou des vues utiles que les plus absurdes de ces systêmes pouvoient encore suggérer à de bons esprits. Les erreurs s'allioient généralement beaucoup mieux avec les doctrines reçues : elles étoient adoptées. Tout ce qui s'éloignoit de ces doctrines frappoit moins des yeux préoccupés : on le rejetoit, ou l'on négligeoit de se l'approprier. L'enseignement confié dès la renaissance des Lettres, à des corps lents dans leur marche, opiniâtres dans leurs principes, et qui d'ailleurs avoient intérêt, soit par vanité, soit par politique, à repousser les idées nouvelles ; l'enseignement dut presque toujours rester en arrière des lumières de chaque siècle. Chez les Arabes, les universités furent remises entre les mains d'une classe particulière d'hommes, qui, sans tenir comme parmi nous, à la hiérarchie sacerdotale, formoient pourtant de véritables corporations à part, et dont un certain esprit, constamment à-peu-près le même, régloit la conduite et les opinions. Chez les Grecs, à la vérité, des philosophes furent à la tête des écoles; mais l'esprit de secte n'a peut-être, dans aucun pays, été poussé jusqu'au même degré de passion : et quelque parfaites qu'aient été les écoles anciennes de médecine, leurs succès tenoient bien plus que dans les temps modernes, à la capacité des maîtres, et bien moins au caractère des institutions. Elles dévoient donc éprouver des variations plus fréquentes et plus complètes. D'ailleurs, trop de parties des connoissances humaines, nécessairement liées à la médecine, étoient encore dans l'enfance ; et cette organisation du monde savant, qui fait concourir aujourd'hui, les succès de chaque partie à ceux de toutes les autres, n'existoit pas encore ; elle ne pouvoit pas même exister.

Peut-être aussi faut-il ajouter une dernière remarque (mais celle-là s'applique à tous les temps) : c'est que les professeurs les plus habiles n'ont pas toujours été les meilleurs observateurs, ni les esprits les plus étendus. Car, il faut l'avouer ingénument, ce n'est pas entièrement à tort, que toutes les fonctions, pour lesquelles la facilité de la parole devient bientôt par elle-même, un mérite éminent, ont la réputation de gâter plus de têtes, qu'elles n'en peuvent former. On s'enivre des succès de la chaire doctorale, comme de ceux de la tribune aux harangues : et s'il est assez difficile de ne pas s'entêter pour des opinions qu'on a débitées tant de fois avec applaudissement, il l'est peut-être encore plus de ne pas rejeter celles qui y sont contraires, et de ne point chercher à détourner de leur sens naturel, les faits capables de troubler la paisible jouissance de certains préjugés pour lesquels on a long-temps combattu.

L'école de Cos, ou plutôt l'école d'Hippocrate, enseigna la médecine d'après les meilleurs principes. L'esprit philosophique, et non pas les systêmes, y dirigeoient l'enseignement. L'observation, l'expérience attentive, la culture des sens, l'art de raisonner; tels en étoient les fondemens. Nous avons vu que les élèves étoient sans cesse entourés des objets de leurs travaux;

livres (1), instrumens, remèdes, et malades surtout, sans la présence desquels il est bien étonnant que des grandes nations, éclairées d'ailleurs, aient si long-temps cru possible de former des médecins.

Mais dans le siècle d'Hippocrate, et plusieurs siècles encore après lui, l'anatomie étoit restée dans l'enfance ; l'anatomie de l'homme surtout, existoit à peine. La chirurgie n'avoit point de règles fixes, pour plusieurs opérations importantes. La matière médicale se bornoit à quelques remèdes d'une grande efficacité, mais trop violens pour pouvoir être maniés habituellement sans danger. L'art de les préparer étoit presqu'entièrement inconnu. Enfin, la minéralogie, la chimie, la physique, et toutes les parties des sciences naturelles, qui tiennent plus ou moins à l'art de guérir, avoient à peine encore recueilli les premiers faits, ou se perdoient dans des théories fausses et ridicules.

Cette époque n'a donc pu voir éclore un plan d'enseignement complet, quoique celui

---

(1) Un passage de Xénophon nous apprend qu'il en existoit dès-lors, un grand nombre. (*Faits et dits mém. de Socr.*)

qui étoit mis en pratique fût d'ailleurs très-sage : et c'est uniquement pour la manière d'envisager la nature vivante, pour celle d'observer et de décrire les phénomènes des maladies, que l'école d'Hippocrate nous a laissé des modèles dignes d'être encore imités.

Je franchis un long espace de temps, où l'état des écoles ne peut, en général, qu'attrister l'observateur, et où celui de l'enseignement est l'image fidèle du chaos.

A la fin du seizième siècle, et dans le dix-septième, les progrès de la science furent importans et rapides : ceux de l'enseignement furent presque nuls. C'est ici surtout, qu'on apperçoit une grande distance entre la doctrine des bons livres, et celle des écoles; entre la sage hardiesse, la marche plus ferme et plus exacte, l'accent plus indépendant des écrivains, et l'aveugle routine, le galimatias scolastique, les rampans et serviles préjugés de la plupart des professeurs (1).

____

(1) Les Jésuites avoient rendu des services dans ce genre : mais ce furent MM. de Port-Royal qui offrirent le premier exemple d'un enseignement philosophique.

C'est dans le dix-huitième siècle que l'enseignement a fait de véritables progrès. Au jargon scolastique, a succédé une langue plus précise et plus pure. Le perfectionnement des méthodes mathématiques; les procédés plus sûrs, employés dans les observations de physique et d'histoire naturelle; le ton philosophique qui, par degrés, est devenu général; l'élégance et le goût, dont les chefs-d'œuvre multipliés des lettres, ou des arts avoient fait, en quelque sorte, un besoin pour les classes cultivées, chez toutes les nations, ont forcé les écoles à secouer enfin leur poussière barbare. La raison les environnoit et les assiégeoit de toutes parts; elle se glissoit entre leurs bancs. Il faut leur rendre justice; elles ont combattu vaillamment contre le sens commun; on peut même s'appercevoir que leurs restes impuissans seroient prêts à renouveler le combat: mais la déraison a été forcée de céder; et, quoi qu'on fasse, c'est pour toujours. La longueur et l'opiniâtreté de cette lutte scandaleuse sont précisément ce qui rend impossible le retour aux anciennes routines, et surtout aux anciennes erreurs, en faveur desquelles seules les routines ont du prix aux yeux de certaines gens. Sans doute ceux qui se dévouent à être les organes fidèles de la vérité, seront, dans tous les temps, outragés par l'ignorance et persécutés par le charlatanisme : mais le triomphe de leur cause est désormais assuré. Plusieurs parties des connoissances humaines ont atteint une sorte de perfection ; de riches matériaux sont rassemblés pour les autres : il ne s'agit plus que d'appliquer également à toutes, les seules vraies méthodes ; il s'agit surtout de les appliquer avec la même rigueur, à toutes les branches de l'enseignement.

Mais s'il n'appartient qu'au philosophe de tracer ces méthodes, il ne peut appartenir qu'au législateur, d'en transporter l'esprit dans l'organisation même des établissemens publics d'instruction.

Il est sans doute beaucoup de travaux que le gouvernement doit se borner à protéger. Quand l'intérêt particulier parle assez haut, il faut s'en rapporter à lui : l'intervention de la puissance publique ne fait pour l'ordinaire, que le troubler et le gêner. Ainsi, beaucoup de belles et grandes entreprises, dont une nation toute entière recueille les fruits, se font beaucoup mieux quand les gouvernans ne s'en mêlent pas : des établissemens, pour ainsi dire, au-dessus de la puissance des souverains eux-mêmes, s'exécutent facilement, par la réunion et le concert des intérêts individuels qui s'y trouvent liés.

On peut espérer qu'il en sera de même un jour de l'instruction. Elle sera si directement nécessaire à l'existence et au bonheur des citoyens, qu'ils iront la chercher partout avec empressement. Dès-lors, elle deviendra pour les hommes qui seront en état de la propager, une branche d'industrie également honorée et profitable : dès-lors, les gouvernemens pourront s'en reposer sur ces intérêts mutuels, et des progrès de la science, et du perfectionnement graduel de l'opinion.

Mais aujourd'hui, qu'il s'agit de prévenir les suites du brigandage, de la déraison et de la fureur, qui se reproduisent sous toutes les formes ; aujourd'hui que les charlatans, prêts à s'emparer de l'opinion flottante, doivent être contenus avec plus de soin que jamais par les loix, en même temps qu'ils seront démasqués par les lumières ; aujourd'hui que la place des anciennes erreurs ren-

versées n'est point encore occupée complètement par des vérités reconnues : c'est au
gouvernement sans doute, qu'il convient
d'indiquer le but, et d'imprimer le mouvement aux esprits. C'est à lui de mettre d'accord l'enseignement et la législation, afin
qu'ils se secondent mutuellement, en attendant qu'ils puissent se corriger, ou se perfectionner. C'est donc encore à lui, de venir
au secours des vrais médecins, pour l'entière réforme de leur art, qui, par sa nature, exige à la fois, et plus de surveillance,
et plus d'encouragemens (1).

---

(1) Le Gouvernement de la République a fait beaucoup pour cet objet, en consolidant les écoles actuelles
de médecine, et surtout celles de Paris et de Montpellier.

CHAPITRE III.

Vues générales sur l'enseignement de l'art de guérir.

§. I.

Facultés de l'homme ; source de ses erreurs ; inventions des méthodes philosophiques.

En vertu de son organisation, l'homme est doué, non-seulement de la faculté de sentir et de transformer ses sensations en pensées, en raisonnement, en séries d'affections morales ; mais encore de celle de partager les idées et les sentimens d'autrui, de s'identifier avec ceux qui lui sont transmis, de répéter et de s'approprier les opérations dont il est le témoin, ou que des récits fidèles lui retracent. Il peut faire tourner à son profit, les travaux de ses prédécesseurs, comme ceux de ses contemporains ; il s'enrichit de l'expérience des siècles : et si les moyens qu'il a pour communiquer avec ses semblables étoient suffisamment perfectionnés, un individu pourroit vivre dans le passé, dans le présent et même dans l'avenir; il coexisteroit, en quelque sorte, avec tout le genre humain.

C'est par les sens qu'il a reçus de la Nature, ou plutôt par la sensibilité qui fait concourir tous ses organes à l'action de son cerveau, que l'homme apprend à connoître les objets. Ses sensations sont la cause occasionnelle directe, et ses organes, en tant que sensibles, les instrumens immédiats de son instruction. Mais, pressé par les besoins, ou par cette avide curiosité qui l'aiguillonne sans cesse, l'homme ne tarde pas, dans l'état social, à se créer d'autres instrumens, produits artificiels de ses tentatives et de ses méditations, lesquels peuvent augmenter beaucoup l'énergie, ou la puissance d'action de ses organes. Ces nouveaux instrumens tantôt s'appliquent directement aux sens eux-mêmes proprement dits; tantôt ils étendent et facilitent les opérations de l'intelligence : ils paroissent même quelquefois, faire éclore, pour ainsi dire, des facultés toutes nouvelles comme eux. Tous ces divers instrumens sont également susceptibles de se perfectionner par la culture, par l'expérience, par la réflexion : et c'est de leur perfectionnement successif que dépend celui du genre humain.

Sans doute, dans l'ordre naturel, les impressions sont justes, et conformes à la manière dont nous devons sentir. Si elles ne l'étoient pas, aucun artifice ne pourroit les rendre telles. Les idées qu'elles enfantent doivent donc avoir le même caractère de rectitude, quand rien d'étranger ne les altère, soit à leur source même, soit dans la suite des opérations organiques qui concourent à leur formation. Ainsi, l'homme pense, et raisonne juste naturellement.

Cependant une triste expérience nous apprend que l'erreur lui est encore plus familière que la vérité. Dans tous les pays et dans tous les temps, nous voyons l'homme embrasser des chimères : partout, il est le jouet des préjugés les plus honteux ; il les cultive, il les chérit, il les déifie et les adore. Puisqu'on ne peut méconnoître que cette disposition funeste est commune à l'espèce entière, il faut bien que la cause en soit également dans la nature.

Ce qui place l'homme à la tête des animaux, c'est son éminente sensibilité ; c'est la faculté de recevoir un plus grand nombre d'impressions diverses, et de les recevoir plus vives. Or, des sensations vives occasionnent de promptes déterminations ; des sensations multipliées se distinguent et s'apprécient plus difficilement : et dans les deux circonstances, les actes qu'en déduit la volonté sont également sujets à n'être que de fausses couclusions.

Il est vrai que dans tous les cas où le châtiment suit immédiatement l'erreur, l'erreur ne peut être de longue durée. L'habitude de former des jugemens faux entraîne alors une suite d'impressions douloureuses ; et le premier de tous les besoins nous porte nécessairement à éviter les causes dont elles dépendent. Ainsi donc, chacun corrige bientôt de lui-même, ces faux jugemens. Mais les objets relativement auxquels les choses se passent ainsi, sont très-bornés dans l'état social : ils se rapportent presque tous à des besoins naturels et directs, qui jouent un foible rôle dans les relations des hommes entr'eux ; et la déraison n'y perd presque rien.

Ordinairement, il faudroit beaucoup de temps et de calme pour examiner avec l'attention nécessaire, les motifs d'une opinion qu'on adopte, ou d'un parti qu'on embrasse.

Cependant, les circonstances nous pressent; il faut opter à l'instant même. La nécessité de se décider promptement est donc une puissante cause d'erreur : elle se confond avec le faux instinct, ou avec les habitudes de précipitation qui le rendent tel, lors même qu'on auroit le temps de réfléchir.

Des impressions profondes peuvent aussi s'emparer du jugement ; elles peuvent dé-naturer les objets, ou du moins empêcher de les examiner sous toutes leurs faces. En-fin, une habitude vicieuse de sentir et de juger, contractée par imitation ; une habi-tude plus universelle et plus vicieuse peut-être encore, d'attacher, soit à ses propres idées, soit à celles d'autrui, des signes qui ne sont ni uniformes, ni bien déterminés, ajoutent encore l'une et l'autre à la difficulté d'éviter l'erreur : et toutes ces causes tien-nent sans doute d'une manière, plus ou moins immédiate, à la nature même de nos facultés et à celles de nos rapports avec les objets de nos jugemens.

Ainsi, l'homme fait pour raisonner cons-tamment bien, raisonne presque toujours mal : ainsi, l'ordre de cette même nature, qui lui rend la vérité nécessaire, et qui lui

en a tracé la route, l'environne en même
temps, de piéges et de fausses indications :
ainsi, les qualités même qui doivent la lui
faire découvrir et reconnoître, deviennent
facilement la cause de mille erreurs grossières ; et ces erreurs sont, pour ainsi dire,
son état habituel ; le bon sens n'en est, en
quelque sorte, qu'une exception.

L'art de conduire son esprit est donc nécessairement l'objet d'une étude pénible :
c'est un art dont la théorie exige toutes les
forces de l'attention, et la pratique tous les
scrupules de l'expérience. Il faut apprendre
non-seulement à combiner, à balancer, à
conclure ; il faut encore apprendre à voir, à
entendre, à toucher, en un mot à sentir.

A peine les philosophes eurent-ils porté
des regards d'observation sur le monde et
sur eux-mêmes, qu'ils virent facilement, et
ce que nous pouvions être, et ce que nous
n'étions pas. Ils cherchèrent la cause de nos
erreurs ; ils en cherchèrent le remède : mais
cette cause agissant encore sur eux, au moment même qu'ils s'occupoient de la combattre, le remède devenoit plus difficile à
trouver. Cependant chacun fit son hypothèse, et donna sa méthode. Ceux qui nous

ont véritablement appris à bien diriger les opérations de notre intelligence, sont en petit nombre : et même leurs travaux ont, jusqu'à ces derniers temps, laissé beaucoup à desirer.

Hippocrate, Aristote et Epicure paroissent avoir été les seuls chez les anciens, qui aient bien senti que dans ce genre de recherches, il faut commencer par observer ce qui se passe en nous, quand nous sentons et jugeons; parce qu'eux seuls avoient bien reconnu que les sensations sont les véritables matériaux de nos jugemens. Mais il ne nous reste point à cet égard, de corps de doctrine d'Hippocrate, encore moins d'Epicure : et quoiqu'Aristote nous ait laissé une analyse ingénieuse du raisonnement, on peut réduire ce que renferment de vrai, ses écrits idéologiques, au célèbre axiome, cité tant de fois, et qui même ne s'y trouve nulle part en termes précis.

Depuis Aristote jusqu'à Bacon, les méthodes philosophiques n'ont fait absolument aucun progrès réel : et l'erreur, réduite en système, est devenue de jour en jour, plus difficile à déraciner.

Bacon, jetant un coup d'œil rapide sur

toutes les sciences, a reconnu la source des vaines hypothèses qui les défiguroient, et des faux résultats dont elles étoient infectées : il ne s'est pas contenté de tracer le plan de leur réforme; il a voulu refaire l'instrument lui-même, au moyen duquel nous acquérons toutes nos connoissances : et c'est bien véritablement à lui, que commence l'époque de leur régénération.

Depuis cette époque, les progrès ont été rapides. Hobbes, Locke, Bonnet, Condillac ont successivement perfectionné les vues de Bacon, et rendu les procédés de l'analyse philosophique plus simples et plus sûrs; ils ont sur-tout fondé les règles qui la dirigent, sur une connoissance plus exacte des facultés et des opérations de l'esprit humain (1).

Ces facultés et ces opérations, décrites et retracées avec un degré d'exactitude remar-

____

(1) Je ne parle point ici des successeurs de Condillac, dont quelques-uns me paroissent avoir ajouté à la précision de l'analyse, et peut-être même lui avoir ouvert des routes nouvelles, et avoir fourni des bases plus solides à ses principes : ils sont encore vivans ; c'est au temps seul, qu'il appartient de prononcer définitivement sur le mérite de leurs travaux.

quable, nous offrent dans l'histoire naturelle de l'entendement, le modèle de la
vraie et seule méthode applicable à toutes les
sciences. C'est par elle seule, qu'on peut en
bien observer les objets, s'en faire des idées
nettes et justes, les classer et les enchaîner
dans des ensembles qui ne soient pas de
vaines hypothèses : c'est uniquement par son
secours, qu'on peut les étudier, les enseigner et les répandre ; c'est elle enfin qui, non-
seulement simplifie et facilite le plus leur
acquisition, mais qui les présentant dans
leur ordre le plus naturel, en laisse des
traces plus profondes et plus faciles à retrouver dans le souvenir.

§. II.

Application de l'analyse à l'art de guérir.

JE reviens à l'art de guérir. L'emploi de
la vraie méthode n'y sera pas moins fécond
en utiles résultats.

L'homme, ainsi que les autres animaux,
est susceptible d'impressions douloureuses, comme d'impressions agréables. Il l'est
même beaucoup plus des unes et des autres,
que nulle espèce connue. La raison en est

simple : ses sensations portent sur plus d'objets différens ; et son imagination, dont elles alimentent l'activité, réagit à son tour sur elles, et leur donne un degré de force, ou certaines directions extraordinaires.

Les impressions douloureuses constituent la maladie, comme les impressions agréables constituent le bien-être et la santé.

Il est aisé de voir que les peines morales et le bonheur tiennent, plus ou moins, immédiatement à ces deux états physiques ; qu'ils ne sont, à proprement parler, que ces deux états eux-mêmes, considérés sous d'autres points de vue, ou dans certains rapports particuliers.

Au reste, ce n'est point de cela qu'il s'agit maintenant.

Une sensation pénible ne peut être regardée comme une maladie. Quand elle est passagère, la nature y remédie d'elle-même, et l'oubli l'efface bientôt. Si la douleur, ou le mal-aise se prolonge, alors seulement il y a une maladie véritable. Mais dans ce cas, la nature ne reste pas oisive : elle détermine en secret, des séries de mouvemens nouveaux, dirigés pour l'ordinaire vers le rétablissement du bien-être, ou de la santé. En

même temps, une voix intérieure très-
puissante ordonne à l'homme de chercher
des secours dans les objets extérieurs : et
l'expérience lui faisant voir que plusieurs de
ces objets peuvent effectivement pourvoir à
ses différens besoins, il les essaie successivement, dans tous les cas où cette voix se fait
entendre à lui.

Toutes les sensations peuvent sans doute
se comprendre sous les deux chefs généraux
de *plaisir* et de *douleur* : mais cependant
elles sont, pour ainsi dire, variées à l'infini; c'est-à-dire, autant que les choses elles-
mêmes qui les déterminent. Car les choses
agissent sur les corps animés d'une manière très-différente : et les effets, plus ou
moins durables, qu'elles laissent après elles,
ne sont pas moins divers que les impressions
immédiates qu'elles ont produites.

Cette observation frappe l'homme au premier coup d'œil : son importance et sa ré-
pétition journalière ne lui permettent pas
de la négliger.

Il n'y a souvent aucun rapport entre la
sensation immédiate et l'effet durable. Ce
qui plaît, peut nuire : ce qui déplaît, peut
devenir avantageux.

Seconde observation moins directe, et qui demande plus d'attention.

Enfin, certains objets n'occasionnent d'abord aucune sensation particulière ; ils paroissent n'avoir aucune action bien distincte : et cependant on les voit dans la suite, soit par le souvenir, soit par un long usage, produire des effets importans.

Troisième observation, qu'on ne fait que beaucoup plus tard ; qui ne se confirme que par un grand nombre d'exemples, et qui, par conséquent, n'influe sur la conduite, qu'après que les erreurs dans lesquelles l'homme tombe chaque jour en la négligeant, ont été pour lui, la source d'impressions pénibles très-réitérées.

Avant d'arriver jusques-là, l'homme a déjà recueilli beaucoup de remarques particulières sur la diversité des causes qui peuvent produire en lui le sentiment du mal-aise, ou l'adoucir et le faire cesser. Le seul desir d'écarter des impressions douloureuses, ou simplement pénibles, inspire beaucoup d'essais : et de ces essais répétés, naît un système, sans doute long-temps informe, d'observations à l'usage des familles, des peuplades, des nations.

Les bienfaits du hasard , les leçons des autres animaux, les appétits des malades, augmentent , chaque jour, ces premières richesses. Le nombre des expériences s'accroît rapidement : et par cet accroissement même , elles deviennent plus hardies , mieux raisonnées, plus applicables à des besoins , que les circonstances ramènent aussi chaque jour.

Condillac a remarqué que les hommes analysent naturellement ; c'est-à-dire , que naturellement, ils observent, comparent et jugent bien. Rien n'est plus vrai : mais c'est uniquement pour des objets simples, pour des objets dont toutes les faces peuvent être vues à la fois, qu'il a complètement raison ; c'est pour des faits dont les relations mutuelles, ou l'identité sont aisées à reconnoître ; c'est pour des données constantes, ou peu mobiles, bornées dans leur nombre, et qu'il est également facile de rassembler , de fixer et de comparer sous tous les rapports.

Malheureusement, ces circonstances favorables ne se rencontrent point dans l'étude de beaucoup d'objets, qui doivent faire partie de nos connoissances. Ceux , par exemple, qui appartiennent à la médecine et à la morale, présentent bien plus de difficultés. La médecine et les sciences morales doivent donc rester plus long-temps dans l'enfance ; ou du moins leurs principes doivent nécessairement acquérir plus tard, cette évidence et cette solidité, sans lesquelles les esprits sévères ont de la peine à les regarder comme formant des corps de sciences véritables. Au contraire, les parties de nos études qui ont pour objet des propriétés plus simples et plus fixes, comme celles des nombres, ou celles de l'étendue, feront entre les mains des hommes habiles, de très-rapides progrès, dont l'esprit humain pourra se glorifier avec raison, et dont, à chaque pas nouveau, il pourra toujours vérifier la certitude et même apprécier au juste l'importance.

A mesure que les connoissances s'étendent, il est nécessaire de les classer pour qu'elles ne se confondent pas. Les classifications sont absolument nécessaires pour secourir la mémoire, et pour mettre de l'ordre dans les opérations de l'esprit. Si elles se bornoient à cela, sans doute elles n'auroient jamais que des avantages. Mais les hommes imaginent presque toujours, que la nature elle-même doit s'asservir à l'ordre qu'ils lui tracent ; et

ils osent tirer des conséquences pratiques
pour tous les cas qui pourront se présenter,
de cet ordre qui n'a de réalité le plus souvent, que dans les tableaux créés par leur
imagination.

C'est ici que les méthodes commencent
à devenir une nouvelle cause de confusion :
ici, laissant la nature de côté, l'esprit ne
met à la place des choses véritablement
existantes, que ses propres fictions ; c'est-
à-dire, que des fantômes : ici, les abstractions les plus infidèles, puisque leurs élémens peuvent changer à chaque nouvelle
application, deviennent la base de jugemens
et de déterminations pratiques qui peuvent
être de la plus haute importance; et quelquefois ces jugemens et ces déterminations
ne sont fondés sur aucun objet réel.

§. I I I.

*Difficultés qu'on rencontre , en voulant
appliquer l'analyse à l'observation et au
traitement des maladies.*

Parmi les différens objets que l'homme se
trouve forcé par ses besoins d'étudier attentivement et constamment, il en est peu qui

réunissent au même degré que ceux de la médecine, toutes les difficultés attachées à ce caractère mobile et variable dont nous avons parlé ; il en est peu pour lesquels l'usage inconsidéré des classifications puisse avoir de plus graves inconvéniens.

Par exemple, la douleur de côté, la toux, le crachement de sang, accompagnés de fièvre aiguë, se montrent souvent réunis ; l'observation ne tarde pas à l'apprendre. En conséquence, on s'habitue bientôt, à considérer cet ensemble de symptômes, comme un être particulier. On lui donne le nom de *pleurésie* ; nom pris de la douleur de côté, qui, ressentie constamment par le malade, est alors pour lui, le symptôme dominant.

Dans plusieurs cas, où ces différens phénomènes ont lieu, des hémorragies naturelles abondantes les calment; des saignées artificielles produisent le même effet. Les malades, tourmentés de la soif, desirent des boissons tièdes et délayantes : ces boissons amènent des sueurs faciles ; et ces sueurs augmentent encore le bien-être : l'expectoration s'établit. D'autres boissons incisives hâtent cette évacuation. Enfin, après un effort, plus ou moins marqué, de la part de la nature, les symptômes s'évanouissent; la santé revient.

Dans le tableau des remèdes qui correspond à celui des maladies, à côté du mot *Pleurésie*, on trouve donc, *saignée, boissons délayantes*, d'abord; ensuite *boissons incisives, remèdes expectorans ;* en dernier lieu, *sudorifiques doux.*

On voit qu'ici, je prends l'hypothèse la plus favorable; celle où les symptômes ont été bien reconnus, où les effets des remèdes ont été frappans et bien saisis. Voilà donc un axiôme, une règle de pratique : sa déduction nous représente la manière dont toutes les autres règles peuvent être déduites, dans les cas où des principes sûrs et des procédés sages président à leur formation.

Supposons que les symptômes exprimés par le mot abstrait, *pleurésie,* se présentent seuls ; que la nature, le temps et l'ordre dans l'administration des moyens curatifs, aient été bien observés : dans ce cas sans doute, ce mot *pleurésie* ne dit rien de plus, ni de moins, que l'ensemble même de la maladie; et le succès des remèdes est constaté par un nombre suffisant d'exemples. Je dis qu'alors, les règles tracées pour l'emploi de ces remèdes, se trouvent véritablement déduites des faits, et suivant une sûre méthode de raisonnement.

Mais dans d'autres cas, auxquels on applique également le mot *pleurésie,* à cause de la présence des principaux phénomènes qui portent déjà ce nom générique, la saignée est nuisible; les boissons délayantes augmentent la maladie; les incisifs, ou fatiguent, ou ne produisent absolument aucun effet : tandis qu'au contraire, tantôt des vomissemens copieux, spontanés, ou provoqués par art; tantôt des vermifuges donnés à plus ou moins grandes doses; tantôt des purgatifs et des sudorifiques employés immédiatement; tantôt enfin d'amples vésicatoires, emportent, ou tout-à-coup et comme par enchantement, ou par degrés et moyennant une suite de crises partielles, le point de côté, la toux, le crachement de sang, &c.

Ces cas, si différens puisqu'ils ne guérissent que par des traitemens variés, et propres à chacun d'eux, sont, il est vrai, caractérisés par des signes accessoires qui les signalent d'une manière directe, ou par des circonstances qui les dévoilent indirectement. Mais avant que des observateurs attentifs les eussent reconnus, décrits et distingués, *ils étoient restés long-temps con-* fondus sous ce masque trompeur d'une dénomination commune.

§. IV.

Mêmes difficultés et mêmes dangers dans la classification des remèdes.

Si nous passons aux classifications de remèdes, nous y trouverons souvent les mêmes vices; et ces vices tiennent à la même cause.

Un remède provoque la sueur; on le range dans la classe des sudorifiques. Un autre rappelle les regles supprimées; on le range parmi les *emménagogues.* Ces propriétes que des expériences incomplètes leur assignent, et dans l'évaluation desquelles on tient ordinairement si peu de compte des diverses circonstances de la maladie, et de l'administration du remède, sont fréquemment tout-à-fait illusoires, à moins qu'on n'ait eu le bonheur d'employer ces remèdes dans des cas absolument les mêmes à tous égards, que ceux qui ont fourni les observa-

tions. Aussi s'apperçoit-on bientôt que les remèdes qu'on appelle sudorifiques, peuvent
empêcher, ou supprimer la sueur ; que ceux
qu'on a qualifiés *emménagogues*, augmentant ou le spasme, ou l'inertie de la matrice,
peuvent agraver le mal qu'on leur attribue
la puissance de guérir.

Il faut en dire autant de tous les remèdes
doués d'une action véritable : il n'en est
point qui, suivant les cas dans lesquels ils
sont employés, ne puissent produire des
effets absolument contraires, ou du moins
fort différens.

Ouvrez les livres de matière médicale :
vous verrez plusieurs remèdes rangés successivement, presque dans toutes les classes ;
on pourroit croire qu'ils produisent tous les
mêmes effets : et comme les traces des observations primitives qui leur ont fait accorder
ces qualités si diverses, sont pour l'ordinaire
entièrement perdues, ce n'est plus qu'à force
de travail et de sagacité, qu'on parvient à se
reconnoître au milieu de ce chaos. Voilà ce
qui rend la lecture inconsidérée de ces livres
si dangereuse, même pour un assez grand
nombre de médecins : voilà ce qui force ceux
d'entr'eux qui respectent la vie des malades,

et qui veulent apprécier avec sévérité, leur propre jugement, tantôt de remonter aux sources, et de chercher dans les observateurs, le secret de ces contradictions apparentes ; tantôt de répéter les expériences eux-mêmes, en oubliant ce qu'ils ont trouvé dans les livres, pour le rapprendre de la nature : et voilà aussi peut-être la principale cause de ce pyrrhonisme opiniâtre que la médecine inspire à beaucoup de bons esprits.

Le lecteur n'aura pas de peine à concevoir que les circonstances venant à changer, les impressions et leurs effets sur l'ensemble de l'économie animale ne sauroient plus être les mêmes. Or, les circonstances où se trouvent les corps vivans, sont aussi variées que peuvent l'être les combinaisons de toutes les causes externes, ou internes capables d'agir sur eux : elles ne diffèrent pas de ces causes et de leurs combinaisons ; et comme la sensibilité vive et mobile de la machine humaine la livre à l'influence d'une foule d'agens divers, c'est uniquement par le secours de l'observation la plus attentive, qu'on peut parvenir à lui appliquer les remèdes, précisément dans les circonstances qui les indiquent, et qu'on est véritablement en droit d'en attendre certains effets déterminés.

§. V.

Tentatives faites pour perfectionner les classifications médicales.

ARISTOTE l'avoit reconnu de son temps; l'abus de la méthode n'est pas moins nuisible au progrès des sciences, que son défaut absolu. On vient d'en voir la preuve; et ce philosophe pourroit fournir lui-même plus d'un exemple à l'appui de ceux que nous venons de citer. Peut-être est-ce là le piége, s'il est permis de parler ainsi, le plus subtil et le plus dangereux que la nature ait placé sur la route de l'esprit humain.

Dans une pratique journalière, qui les force à remettre sans cesse les classifications à côté de la nature, les hommes réfléchis s'apperçoivent bien vîte de l'infidélité de ces tableaux. Ils voient la Nature se jouer d'un orgueil puéril, qui pense pouvoir suppléer à la justesse des vues, par l'appareil des efforts, et qui semble vouloir s'éblouir lui-même par une sorte d'éclat scientifique. Ils sentent la nécessité de revenir à l'observa-

tion des faits particuliers , et de mieux circonscrire la valeur des signes généraux.
De-là, l'idée des définitions. C'est le premier
pas qu'on fait lorsqu'on s'occupe de la réforme des méthodes.

S'il ne s'agit que de vues purement rationnelles ; ou si l'on ne veut examiner les
objets, que relativement à certaines propriétés particulières et très-simples : la définition suffit en effet ; on s'entend, et l'on
peut bien raisonner.

Mais il n'en est pas ainsi, lorsqu'on veut
appliquer ses connoissances à des objets
usuels. On n'agit plus alors , sur des valeurs
abstraites , dont le propre est de rester toujours telles qu'elles ont été fixées. Ce n'est
plus le cercle, ou le triangle géométrique ; ce
ne sont plus des rapports de nombres incapables de changer. Ce n'est point également
cette pleurésie définie par une phrase, qui
rappelle la toux, le point de côté, l'expectoration sanglante : ce sont des ensembles de
phénomènes, toujours différens, toujours
individuels et spécifiques, qui s'offrent à nos
yeux : et plus nous sommes en état de bien
voir, moins nous retrouvons ces prétendues
identités de maladies, qui n'ont d'existence

que dans le cerveau des observateurs irré-
fléchis ou inattentifs.

En un mot, on finit par ne reconnoître
que des individus dans la réalité des choses.
Voilà ce qui faisoit dire à Léibnitz qu'il n'y
a pas deux feuilles qui se ressemblent a tous
égards.

Ainsi, les fautes inévitables qu'entraîne
dans la classification, le sens incomplet et
vague des mots, font bientôt sentir la nécessité de ramener les idées générales à leurs
élémens, c'est-à-dire aux objets, ou aux faits
individuels dont elles ont été tirées ; de s'assurer s'ils y sont tous renfermés exactement,
et si ces mêmes idées n'en supposent pas
d'autres qui n'ont point été fournis par l'observation ; enfin de fixer nettement leurs rapports mutuels et la valeur précise des termes qu'on emploie pour les désigner. On a
d'abord pour cela, recours aux définitions.
Mais on ne tarde pas à s'appercevoir que ce
moyen est très-insuffisant ; qu'il a plusieurs
des inconvéniens attachés aux classifications;
et que la définition pour être exacte, pour
ne pas laisser beaucoup de vague dans l'esprit, doit se rapprocher de plus en plus, de
la description circonstanciée, et finir par

n'être elle-même qu'une véritable description.

§. VI.

Difficultés nouvelles.

Les hommes se trouvent ainsi, ramenés
au même point d'où ils étoient partis : ils
se trouvent replongés dans ce même chaos,
où les avoit jetés d'abord la multitude et la
variété des objets. Après avoir reconnu les
abus de la méthode, ils sentent avec plus
d'amertume l'impuissance absolue où nous
laisse la privation de ce secours artificiel : il
faut résoudre ces difficultés, ou flotter éternellement entre l'ignorance et l'erreur.

Ces obstacles au perfectionnement du
tableau de nos connoissances, et ces inconvéniens qui se manifestent surtout,
quand il s'agit d'en faire l'application aux
besoins usuels de la vie, ne sont point les
seuls dans tous les cas. L'étude des différens
objets offre des degrés différens de difficultés:
ces objets ne sont pas tous également faciles,
ou difficiles à fixer et à bien saisir : l'utilité
que nous en pouvons retirer, seul rapport
sous lequel il nous importe de les connoître,
est plus ou moins étendue, plus ou moins

directe, plus ou moins frappante. Les objets qu'il nous seroit le plus utile de bien connoître ne sont pas toujours, à beaucoup près, ceux qu'il nous est le plus facile de bien étudier. Pour prendre un exemple dans notre sujet, que d'habitude d'observation, que de sagacité ne faut-il pas pour démêler dans une maladie, les phénomènes véritablement essentiels et fondamentaux qui la constituent, ces phénomènes dont tous les autres ne sont que des accessoires, ou des conséquences! Que de tact et de justesse pour évaluer l'influence plus ou moins grande, que ces derniers ont sur le fond de la maladie, et les modifications qu'ils y apportent, même en lui restant subordonnés! que de souplesse d'esprit et d'attention pour en suivre tous les mouvemens; pour ne point être séduit par les apparences diverses que la maladie peut prendre à ses différentes époques, par les métamorphoses que son caractère même, ses complications et toutes les circonstances extérieures peuvent lui faire subir!

L'examen des causes, ou prochaines, ou éloignées, ne peut manquer de redoubler encore ici, l'embarras d'un véritable observateur.

Qu'on me permette de revenir sur des idées que j'ai déjà exposées ailleurs, mais qu'il est indispensable de ne pas perdre de vue, pour savoir ce qu'on fait quand on raisonne sur une suite d'observations.

Ce mot, *cause*, ne doit point nous faire regarder les phénomènes de la nature, comme contenus les uns dans les autres, comme tour-à-tour engendrés et générateurs: car il n'existe véritablement pour nous, que des faits, qui se présentent, ou simultané-ment, ou dans un ordre successif. Tout ce que peut l'observation raisonnée, est d'éta-blir entr'eux, des rapports d'analogie ou de différence, d'indépendance réciproque ou de subordination et d'enchaînement. Deux faits se ressemblent, ou ils diffèrent; ils pa-roissent toujours ensemble, ou ils surviennent souvent isolés. Si nous voyons un fait arriver constamment à la suite d'un autre, nous disons que le premier est l'effet, le second la cause. Mais ces noms ne leur donnent pas des qualités nouvelles : ils expriment seule-ment l'ordre de leur succession. Au reste, cet ordre n'en est pas moins important à con-noître; puisque l'apparition du premier fait, nous annonce avec certitude celle du fait

subséquent. Sans cette connoissance, toute
histoire n'est qu'une vaine suite de tableaux,
dépourvus de liaison ; sans elle, l'histoire
des différentes maladies, incomplète et ridicule comme description, devient inutile et
même dangereuse, comme objet de comparaison applicable à la pratique.

Mais si cet ordre des phénomènes, tel que
la Nature livrée à elle-même, ou le cours le
plus ordinaire des choses le présente, est
très-difficile à déterminer ; celui des phénomènes, qu'on peut appeler artificiels,
(puisque c'est l'art qui les produit par
l'emploi raisonné de diverses impressions
insolites) est sans doute bien plus difficile encore à reconnoître et à fixer exactement.

Un homme éprouve des douleurs, à la
suite d'un grand nombre de circonstances
qui peuvent également les avoir occasionnées : si ces douleurs cessent naturellement,
au milieu de beaucoup d'autres circonstances qui se mêlent et se confondent, l'ignorance et l'irréflexion peuvent seules regarder comme facile, de démêler et la véritable
cause du mal, et celle de la guérison. Si le
changement favorable arrive ensuite de

l'emploi de certains remèdes , que l'analogie avoit fait présumer utiles , la conjecture d'après laquelle nous prononçons qu'ils l'ont été réellement, a d'autant moins de poids que les exemples du même succès, dans des cas semblables , sont moins nombreux : et ce n'est qu'avec le temps , et par des observations répétées dans diverses circonstances, qu'elle peut atteindre à un très-haut degré de probabilité.

Il m'a paru convenable d'exposer dans toute leur force, ces premiers obstacles qui rendent si difficile et si incertaine, la marche de l'esprit , dans l'étude de la médecine, et surtout dans l'application de ses principes, ou de ses vues générales à la pratique. J'ai pensé qu'il ne pouvoit qu'être utile de reconnoître ces différentes sources de nos erreurs , sources malheureusement trop fécondes, et qui tiennent à la nature même des objets , ou à celle des instrumens que nous pouvons mettre en usage pour les étudier, et pour en approprier la connoissance à nos besoins.

§. VII.

On revient toujours nécessairement à la méthode. Elle ne nuit jamais par elle-même. Comment elle doit être appliquée à la médecine.

OBSERVONS, d'une part, que le défaut de méthode, ne peut pas être long-temps dangereux; la nature nous force trop impérieusement à réclamer ce secours : de l'autre, que l'abus de la méthode vient toujours, non d'elle-même, mais de la manière imparfaite dont les règles en ont été tracées. On ne s'égare point, parce qu'on a trop de méthode; mais parce que celle dont on fait usage, n'est pas bonne. A mesure qu'elle se perfectionne, on voit toujours disparoître par degrés, tous les vices et les inconvéniens qu'on en croyoit inséparables. Les règles trop générales tirées des ressemblances, se corrigent par d'autres règles tirées des différences. On descend jusqu'aux faits individuels : les distinctions, les exceptions elles-mêmes se classent; il s'en forme d'autres systêmes, toujours plus partiels : et de cet ensemble d'opérations successives, dont les

effets se rectifient , ou se compensent mutuellement, on tire des résultats qui deviennent de jour en jour , plus exacts et plus
complets.

Enfin , dans l'application des connoissances théoriques aux usages de la vie, à la
satisfaction de nos besoins journaliers ; dans
ces opérations de notre esprit, où les moindres vices de raisonnement peuvent avoir les
conséquences les plus funestes : il est encore
une méthode expérimentale et pratique,
fruit de l'observation continuelle des objets
et de l'emploi, sans cesse répété , des instrumens. Un instinct heureux , plutôt que le
savoir , en trouve les premières règles : il les
suit comme un guide sûr , long-temps avant
qu'on ait pu se tracer des règles véritables.
Mais bientôt le savoir les éclaire et les étend :
l'esprit philosophique les enchaîne et les
coordonne ; il en perfectionne surtout l'application. Enrichie par des observations constantes , dirigée de jour en jour par des
vues, tout à la fois plus générales et plus
sûres , cette méthode pratique parvient à
rectifier avec le temps, ce que les autres méthodes, trop exclusivement renfermées dans
la théorie , présentent de trop absolu , de

trop rigoureux : et soumise elle-même à certaines modifications qu'indiquent et nécessitent les circonstances, elle se confond, en quelque sorte, avec le talent, dont elle est l'ouvrage, mais que cependant elle ne remplace jamais.

Dans l'étude de la partie thérapeutique de la médecine, c'est-à-dire dans celle que toutes les autres ont pour but définitif de perfectionner, les règles ne peuvent être développées qu'au lit des malades ; leur application ne peut être bien saisie que dans une longue suite d'exemples : car ces exemples doivent, pour ainsi dire, épuiser toutes les combinaisons possibles ; il faut du moins qu'ils en retracent, cent et cent fois, les élémens ; il faut surtout qu'ils laissent dans la mémoire, des images ineffaçables, qui servent dans la suite, à reconnoître au premier coup d'œil, les caractères distinctifs de chaque maladie, au milieu de toutes les complications qui peuvent les déguiser.

C'est ainsi que se forment, sous la direction de maîtres habiles, des médecins capables de guérir. Encore ces maîtres, il faut l'avouer, éprouveront-ils souvent qu'on ne peut faire partager à ses auditeurs, certaines sensations fines et fugitives ; qu'il est des espèces de raisonnemens inexprimables en termes précis , des jugemens qui paroissent se confondre avec les impressions directes. Le médecin, dans l'esprit duquel les motifs de ses déterminations arrivent alors, par une vraie sympathie, infiniment rapide , ne peut les transmettre qu'aux hommes également bien organisés. Recevoir ces sensations , former ces raisonnemens, ces jugemens, concevoir ces déterminations, est l'attribut exclusif du talent.

§. VIII.

Grande influence des langues sur les sciences. Leur réforme.

PARMI les causes diverses qui peuvent hâter le progrès des sciences , il n'en est point sans doute de plus puissante que les langues : c'est une vérité trop généralement reconnue aujourd'hui , pour avoir besoin d'être exposée et prouvée ici de nouveau. Premier lien des hommes épars, doux fruit des premières relations fraternelles, les langues, après avoir fait et scellé toutes les conventions des peuples naissans , ont confondu de plus en plus les intérêts et les efforts des individus, les ont dirigés par une impulsion, bientôt indépendante d'eux-mêmes : et se mêlant à tous les détails de la vie privée et publique, elles ont exercé la plus puissante influence sur toutes les institutions et sur toutes les habitudes des sociétés. Partout où les langues, et sur-tout les langues écrites étoient bien faites, les progrès de l'état social ont été rapides et sûrs : partout au contraire, où des circonstances qu'il paroît impossible de déterminer avec exactitude, avoient fait adopter un mauvais système de langage et de signes fixes, ou d'écriture, les peuples ont croupi dans l'ignorance, ou gémi sous l'oppression.

Mais les avantages des langues quand elles étoient bien faites, et leurs inconvéniens quand elles étoient vicieuses, se sont fait sentir principalement dans les sciences, et plus particulièrement encore dans celles dont les objets sont très-mobiles, et par conséquent souvent mal déterminés.

Les mots saisissent, pour ainsi dire, les sensations : ils les résument et les fixent. En les retraçant à l'esprit, ils nous fournissent les moyens de les considérer sous toutes leurs faces, de les comparer entr'elles, d'en former les idées les plus simples, qui sont le résultat direct de cette première comparaison. Les idées les plus simples jouent à leur tour, en quelque sorte, le même rôle que les sensations directes. Elles se fixent, se retracent, se comparent encore à l'aide des mots; et ainsi de suite. D'où l'on voit, que par ce moyen artificiel, non-seulement des idées plus compliquées et plus étendues s'expriment lorsqu'elles sont formées, mais aussi qu'elles se forment et se développent. Ce sont donc l'exactitude et le bon emploi des mots, ou plus généralement des signes, qu'il faut considérer comme le *criterium* de la vérité : c'est à leur caractère vague, à la manière incertaine et confuse dont on les emploie, qu'il faut attribuer les notions imparfaites, les préjugés, les erreurs et toutes les habitudes vicieuses de l'esprit.

Dans presque toutes les parties de la médecine, la langue est mal faite. Elle s'est altérée de plus en plus, par la fausse application des mots empruntés aux autres sciences, et par un certain jargon, insignifiant et ridicule, que le coupable respect des préjugés populaires a trop souvent fait adopter aux praticiens.

Ce sont les Grecs et les Arabes qui nous ont donné les premières idées de médecine : c'est surtout dans Hippocrate et dans Galien, que les professeurs modernes ont puisé la matière de leurs premières leçons. Les maladies décrites par les anciens, ont gardé les noms qu'elles en avoient reçus : les instrumens, les remèdes et les préparations découverts, ou imaginés par les Arabes, ont passé parmi nous, avec les mots qui les désignoient chez leurs inventeurs. Quand les Français commencèrent à savoir écrire, le latin étoit la langue des savans : nos premiers livres de médecine sont écrits en latin. En parlant français, la médecine conserva ses mots ; on n'y fit guère d'autre changement que celui de leurs terminaisons. D'ailleurs la barbarie des écoles étoit alors portée au comble : on y parloit d'une manière, à la fois empesée et burlesque ; on écrivoit d'un style obscur et trivial, grossier et fastueux. De cet état des esprits et des choses, pouvoit-il naître une langue médicale avouée par le bon goût et par la raison ?

Je prends un exemple. L'anatomie, trop

souvent cultivée par des dissecteurs, plutôt que par des esprits dignes de la considérer sous ses véritables points de vue, est peut-être, plus qu'aucune autre partie de la médecine, embarrassée et obscurcie par ce vice des mots, qui dénature à la longue les choses elles-mêmes. Il est inutile d'en citer les preuves : elles sont innombrables ; et cette triste vérité ne peut plus faire une question que pour ceux qui ne seroient pas en état d'en suivre l'examen. Quelques vues isolées sur la nécessité de réformer la langue anatomique, se trouvent répandues dans différens écrits. Vicq-d'Azyr, mort en l'an 2, victime de son ardeur pour le travail et de son zèle à secourir les pauvres de ses lumières, a mis à la tête de ses planches anatomiques, un discours sur l'esprit qui doit diriger cette réforme. Mon respect pour la mémoire d'un homme qui a bien mérité des sciences, ne m'empêchera pas d'observer que cette partie de son travail est peu digne du sujet et de l'auteur. Il est arrivé à Vicq-d'Azyr (comme à quelques autres savans, ou hommes de lettres) de croire suivre la méthode analytique, parce qu'il en employoit les signes, ou les expressions. Mais,

en appliquant cette méthode à des objets nouveaux, il faut l'approprier à leur nature et à
leurs caractères particuliers ; il faut rechercher et reconnoître les règles qui doivent y
diriger son emploi ; il faut, avant tout, se
mettre bien en garde contre cette confusion
des termes, qu'elle est spécialement destinée
à bannir.

Deux autres célèbres anatomistes et phy-
siologistes ont publié des plans d'une nouvelle nomenclature. Ces plans sont dignes
de leurs auteurs ; c'est tout dire. Ils ont été
dictés par un véritable esprit philosophique.
Cependant je crois devoir faire quelques observations sur la matière elle-même en général.

Une langue est destinée à transmettre
et à retracer les idées, ou les images de
tous les objets qui s'offrent à nos sens.
Ces idées doivent d'abord être claires et
précises : ainsi, le premier vice des mots
d'une langue sera d'être confus, vagues, ou
susceptibles de plusieurs sens. En second
lieu, les idées doivent être enchaînées dans
un ordre naturel, et classées de manière à
faire sentir distinctement et sans effort, les
rapports qui les lient entr'elles : le second

vice d'une langue est donc que ses mots n'aient point été formés suivant le plan de la formation même des idées ; qu'on les y transporte d'un objet à l'autre, qu'on les modifie, ou les combine sans règle fixe ; que l'usage constant de la règle n'y lève pas toute incertitude par rapport à leurs transformations de sens, et ne montre pas, dans les analogies, ou dans les relations grammaticales des mots, celles même des objets. La troisième qualité des idées est de se réveiller et de se transmettre facilement : le troisième vice d'une langue est donc d'être difficile à apprendre et à retenir. Enfin cette peinture parlée de nos sensations, ou plutôt des idées qu'elles font naître en nous, doit être capable de rendre par l'harmonie, la couleur, l'élégance, la force et la vivacité de l'expression, les différens caractères de ces mêmes idées : elle doit pouvoir en suivre tous les mouvemens, en faire sentir toutes les nuances, et s'adresser avec le même succès, à la raison, à l'imagination et à la sensibilité. Ce n'est pas seulement le desir de plaire, ou le besoin d'être ému, qui impose cette dernière condition ; ce sont la netteté, la rapidité, l'énergie et la durée des impres-

sions qui l'exigent : c'est par-là seulement ,
que l'intérêt et l'attention peuvent être toujours soutenus. Les langues qui sont tout à
la fois exactes et brillantes, réagissent sur
les esprits : elles leur impriment une activité nouvelle, et deviennent ainsi la cause
directe de beaucoup d'idées qui n'eussent
point été produites sans ce nouveau genre
d'impressions. On pourroit croire que la
langue des sciences doit se borner à l'exactitude, à la précision , à la clarté; ces qualités y sont les plus essentielles sans doute :
mais, non-seulement les sciences ont leur
genre d'élégance et d'agrément ; elles ont
aussi leur éloquence ; elles ont leur manière
d'ébranler l'imagination ; et quelquefois
même elles peuvent, sans sortir des limites
que trace un goût sévère , parler à la sensibilité du lecteur.

Il seroit inutile d'expliquer ce qu'on doit
entendre par *un mot précis*. Pour être tel , il
suffit que ce mot désigne clairement un objet
déterminé , et qu'il ne puisse en aucune manière, réveiller l'idée d'un objet différent.

La nécessité de suivre dans la formation
des langues, la même route que la nature
dans celle des idées, n'est pas moins géné-

ralement reconnue aujourd'hui parmi les hommes éclairés : mais on a commis, je pense, quelques méprises à cet égard. Il n'est peut-être pas inutile d'en chercher la raison.

L'esprit humain n'a qu'une manière de procéder ; il va toujours du connu à l'inconnu. Mais selon la nature des objets, cette méthode peut paroître quelquefois suivre un ordre inverse. Dans la formation d'un grand nombre de nos idées, l'analyse va directement, du simple au composé : dans celle de quelques autres, elle part du composé pour arriver au simple. Ainsi, dans la formation primitive de nos idées et de nos sentimens moraux, dans le premier examen, dans la première classification qu'elle en a faite, l'analyse naturelle est partie des données les plus simples : ensuite elle les a combinées, composées, surcomposées, en quelque sorte, à l'infini, sans pouvoir jamais arriver au terme de ces compositions et de ces combinaisons. Dans l'étude, au contraire, des objets de la nature dont nous voulons connoître les ressemblances et les rapports, par les déterminations de leurs élémens; dans la chimie, par exemple, dont le but

est d'abord de séparer les unes des autres,
toutes leurs parties constitutives, les objets
composés sont les premiers qui s'offrent à
nos regards; et les plus simples, ou ceux
que nous regardons comme tels, faute de
pouvoir les décomposer, sont toujours nécessairement les derniers connus.

Ainsi, les premières idées de la morale,
et les premiers mots qu'elle emploie, ne renferment, pour ainsi dire, qu'eux-mêmes : ils
sont moins susceptibles de décompositions.
Par exemple, dans la première époque de
l'état social, l'idée de *vertu* n'est que l'idée
de *force ;* la valeur de ce mot ne va pas au-
delà de son sens direct. Mais, peu à peu,
l'idée de *vertu* comprend celle de plusieurs
autres qualités, ou dispositions; et la signi-
fication du mot s'étend et se complique
chaque jour, de plus en plus.

En chimie, au contraire, les premiers objets de nos recherches sont les corps les plus
composés. A mesure que nous faisons de
nouvelles découvertes, l'analyse résout ces
corps en principes élémentaires, de plus en
plus simples ; et le degré de cette simplifica-
tion pourroit être regardé comme la mesure
exacte des progrès de la science.

2

Dans ces deux exemples, l'esprit a toujours marché du *connu* à l'*inconnu* : mais non toujours du *simple* au *composé*.

Ceci ne conduit-il pas naturellement à quelques remarques sur la nouvelle nomenclature chimique ? Mon admiration pour ses auteurs, dont les travaux ont donné la plus puissante impulsion, et la direction la plus sûre aux sciences naturelles ; je dirai plus, mon attachement particulier pour tous ceux qui vivent encore, ne permet pas de penser que je veuille, en aucune manière, diminuer l'importance du service qu'ils ont rendu, par la réforme de la langue la plus barbare et la plus absurde. D'ailleurs, les vrais savans de tous les pays s'étant empressés d'adopter la nouvelle nomenclature, et son usage offrant en effet plusieurs avantages essentiels, il ne s'agit plus de la discuter en elle-même. Mais comme on la donne d'une manière, peut-être trop absolue, pour le modèle de plusieurs autres réformes du même genre, exigées dans diverses parties des sciences, quelques observations sur les principes qui ont dirigé ses auteurs, ne peuvent point, je crois, paroître hors de propos.

En chimie, les vrais radicaux ne sont pas

les corps simples, mais au contraire les
corps composés : ce sont les premiers con
nus; ce sont les premiers qui reçoivent des
noms. Les noms des autres ne doivent-ils pas
en bonne analyse, se tirer de ceux-là? Le
premier mot d'une bonne langue chimique
doit-il être celui par lequel s'exprime son
dernier résultat? Ce mot ne peut-il pas alors
être souvent le produit d'opinions hypothé-
tiques? Et dans ce cas, le sens vicieux dont
il seroit affecté, ne devroit-il pas dénaturer
celui de tous les autres mots auxquels il seroit associé, dans de nouvelles combinaisons? Enfin, ne s'ensuivroit-il point de là,
la nécessité de créer une nouvelle langue,
au moment où des expériences plus étendues, ou plus précises, auroient renversé
l'hypothèse, ou seulement reculé les bornes
de la science?

Supposons que Staalh, après avoir ras-
semblé dans son Traité du Soufre, l'un de
ceux qui prouvent le plus et son habileté dans
l'art expérimental, et sa rare sagacité dans
la manière de raisonner d'après les faits; supposons, dis-je, que Staalh eût entrepris alors
de réformer la langue barbare de la chimie.
Sa confiance très-juste, il faut en convenir,

dans l'exactitude des travaux qu'il venoit
d'exécuter; l'admiration du petit nombre de
juges compétens qu'il avoit en Europe; la
nécessité, bien réelle dès ce moment, et qu'il
pouvoit avoir reconnue, de porter dans les
signes des objets, la même exactitude que
dans les procédés des opérations: tout auroit
justifié sans doute une pareille entreprise de
sa part. Or, si, dans cette réforme, il n'eût
pas suivi l'ordre de la formation des idées;
c'est-à-dire, s'il eût négligé dans la formation
de ses mots, de commencer par ceux des corps
composés, tels qu'ils s'offrent d'abord à nos
yeux, pour en tirer graduellement ceux des
produits de leur décomposition, sa langue
nouvelle n'eût pas duré plus long-temps que
son système, sur lequel elle auroit été nécessairement fondée. Si, au contraire, il eût
suivi la vraie marche de la nature, peut-être
auroit-il rendu d'avance, absolument inutile
la réforme qui s'est opérée de nos jours. Il
auroit suffi d'ajouter les noms des objets
nouvellement découverts, à la suite de ceux
qui étoient déjà connus; de tirer ces nouveaux noms des anciens, du moins quand
cet ordre de leur génération eût été celui
même des idées; de les combiner avec eux

dans un enchaînement et d'après des rapports toujours simples et naturels. On voit
qu'alors, la nomenclature auroit eu la même
coordination que les idées : les nouveaux
signes se seroient rangés d'eux-mêmes, ainsi
que les idées nouvelles, dans un tableau
tracé sur le même plan. Car s'il est de la
nature d'une sage méthode, de laisser toujours, dans la classification des sciences, une
place pour les découvertes futures; il est
également de la nature d'une langue bien
faite, d'offrir, si je puis m'exprimer ainsi ,
des pierres d'attente pour les mots nouveaux
que ces découvertes pourront exiger.

Et quant aux réformes proposées pour la
langue anatomique, est-il bien vrai qu'un
nom doive être la description, ou la définition de l'objet qu'il exprime ? Je ne le pense
pas. Les mots simples, et dont le sens est
direct, sont assurément tout-à-fait arbitraires (1). Pourvu que leur acception se trouve
déterminée avec exactitude ; qu'ils ne soient
point désagréables à l'oreille, par les sons que

____

(1) C'est même là, puisqu'il faut le dire , un des
plus grands avantages des langues, et en général de
tous les signes artificiels.

la voix produit en les prononçant, ou à l'imagination par les idées qu'ils peuvent rappeler, il importe d'ailleurs fort peu qu'ils aient
été formés d'après tel ou tel système. Ce
n'est que pour les mots plus composés qui
en découlent, ou pour ceux qui prennent
un sens figuré, qu'on doit mettre le plus
grand soin à suivre les analogies naturelles;
à reproduire, s'il se peut, les sensations par
lesquelles les objets eux-mêmes se manifestent à nous. Une *jambe*, un *bras*, pourroient être désignés aussi bien par deux autres mots, pourvu qu'on fût d'accord sur
l'acception de ces mots arbitraires ; pourvu
qu'ils ne pussent jamais avoir d'acception
différente. Le langage seroit plus ou moins
harmonieux, plus ou moins élégant ; mais il
seroit toujours exact et clair. L'*aigre*, le
doux, qui sont des qualités simples, du
moins relativement aux impressions qu'elles
font sur nos sens, pourroient être désignés
indifféremment par d'autres termes quelcon-
ques : on n'y perdroit rien, ni pour la précision du sens, ni pour la facilité de la con-
ception, ni pour celle du rappel des idées
par l'opération de la mémoire. Quand on
prononce *bras*, *jambe*, on ne décrit ni ne

fait connoître par ces mots, les propriétés des objets qu'ils retracent : quand on dit *aigre, doux,* on ne fait point l'histoire des substances acides et douces, ni même celle des sensations qu'elles causent. Mais si l'on détourne le sens de ces mots, en les appliquant à d'autres objets ; si l'on veut les combiner avec d'autres mots, pour exprimer des idées complexes : alors il n'est plus possible de prendre et de suivre une route arbitraire. Si, par exemple, nous appliquons le mot *bras* à certaines parties d'une pince, ou d'un fauteuil ; le mot *jambe,* à d'autres parties d'une table, ou d'une charpente : nous sommes forcés pour être clairs, et même pour ne pas devenir tout-à-fait ridicules, de suivre des règles constantes d'analogie. Si nous composons un mot pour exprimer une sensation complexe ; si, par exemple, nous disons *aigre-doux,* nous serons encore forcés de suivre d'autres règles fixes, qui sont déterminées par le caractère et par le but de la combinaison des idées et de la composition des mots.

Cela posé, l'on voit ce qu'il faut penser de la peine que se donnent quelques nomenclateurs, pour renfermer toujours les qualités d'un objet dans le nom même qui le désigne. Ces qualités étant différentes, suivant le point de vue sous lequel on le considère, il est aisé de voir que les noms peuvent être infiniment divers : et l'on retombe ainsi dans un autre arbitraire, mais privé de tous les avantages de la briéveté, de la simplicité, de l'unité ; car le même objet exige alors autant de mots différens, qu'il peut offrir de points de vue à l'observation.

Revenons encore à des exemples. L'une des plus mauvaises nomenclatures, est sans doute celle de la myologie, ou de la description des muscles : c'est aussi par sa réforme, qu'on a cru devoir commencer celle de la langue anatomique. Mais le reproche le plus important qu'on ait à lui faire, n'est pas d'être surchargée de mots dont l'origine est inconnue à la plupart des élèves ; ce n'est pas de ne pouvoir aider leur attention et soulager leur mémoire, par le rapport des mots dérivés avec les mots primitifs, ou radicaux, et de ceux dont le sens est complexe, ou figuré, avec ceux dont le sens est simple ou direct : c'est surtout de vouloir représenter les propriétés des objets, ou les circonstances qui les caractérisent, dans la formation même ou dans l'association des mots.

Rien de plus variable, au reste, que le plan et le choix des anciens nomenclateurs à cet égard. Tantôt ils se sont bornés à la figure du muscle, comme pour le *trapèze*, le *splenius*, le *complexus*, le *fascia lata*, le *deltoïde*, &c : tantôt ils l'ont caractérisé par ses fonctions réelles, ou présumées, comme celle d'*obturateur*, de *fléchisseur*, de *releveur*, de *sphincter*, &c : quelquefois il est désigné par la place qu'il occupe ; tels sont le *thénar*, les *lombaires*, les *épineux*, le *crotaphite*, &c : d'autres fois le mot qui le retrace, se rapporte à la disposition de sa partie charnue, comme pour le *digastrique* : enfin le lieu, le nombre, ou la direction des attaches, a fourni le nom de plusieurs. C'est dans cette langue myologique surtout, que la pédanterie semble avoir réuni tous ses efforts ; et ce n'est assurément pas sans succès.

Il faut rendre justice aux nouveaux nomenclateurs : toute cette bigarrure a disparu dans leur système. Leurs dénominations sont formées sur un plan unique. Le nom de chaque muscle indique les points de ses attaches : ils se sont bornés à ce seul caractère ;

et leur langue a déjà plus d'unité. Mais il est possible, et même il est convenable, de considérer les muscles sous plusieurs autres rapports, pour en bien connoître la structure; et d'ailleurs, comme ils ont souvent des attaches plus ou moins multipliées, il faut alors nécessairement, de deux choses l'une, ou que le nom les exprime incomplètement, ou qu'il soit composé de plusieurs mots, mis l'un à la suite de l'autre : or, dans le dernier cas, il devient souvent pédantesque, quelquefois ridicule, presque toujours difficile à fixer dans la mémoire, et d'un usage incommode.

Un mot, je le répète, n'est point une description; il ne doit pas même être une définition : il lui suffit de désigner clairement et sans équivoque, l'objet qu'il rappelle. Décrire cet objet, faire connoître ses qualités, ou ses fonctions, n'est pas le nommer : c'est faire son histoire; c'est exprimer quels sont les élémens dont il se compose; c'est retracer son analyse, et en offrir les résultats.

L'importance de la matière doit faire pardonner, je pense, ces détails dans lesquels j'ai cru devoir entrer. Sans doute il ne m'a pas été permis de la traiter ici, avec l'étendue qu'elle mériteroit : mais les observations ci-dessus feront du moins suffisamment entendre quelle idée j'attache à ces mots, *langue bien faite, et réforme analytique des langues.* C'étoit mon seul objet dans ce moment.

§. IX.

Fausse application des autres sciences à la médecine. Hypothèses des Mécaniciens et des anciens Chimistes.

Il est impossible de ne pas rappeler une autre cause, déjà plusieurs fois signalée, des erreurs systématiques de la médecine ; erreurs qui passant presque toujours dans la pratique, qu'elles paroissent simplifier, ont si souvent rendu la médecine plus nuisible qu'utile aux infortunés malades. Je veux parler de la fausse application que les médecins ont souvent faite à leur art, des théories générales, ou des vues particulières propres aux autres sciences. Bacon avoit, de son temps, remarqué cet abus, et pressenti toutes ses funestes conséquences. Il le regardoit, avec beaucoup de raison, comme la cause de tous ces écarts singuliers, où la

vogue de chaque nouveau système entraîne
la médecine. C'est à lui qu'il attribue particulièrement l'incertitude que cette science a
presque toujours montrée dans sa marche,
et le peu de fruit qu'elle a recueilli jusqu'à
présent, des découvertes les plus belles, faites
dans les autres sciences, ou dans les autres
arts, avec lesquels elle a de véritables rapports. Ainsi, l'on doit commencer par séparer la médecine des sciences étrangères. Il
faut que ses dogmes soient tirés uniquement
des faits qui lui sont propres : c'est-à-dire
des observations et des expériences faites sur
le corps vivant, sain et malade. Si l'on peut
un jour les rapprocher des dogmes qui appartiennent aux autres sciences, ce ne doit
être qu'après les avoir vérifiés séparément les
uns et les autres. Telle étoit, dis-je, l'opinion
de Bacon.

Un médecin plein de talent, que j'ai déjà
cité avec estime, mais sans enthousiasme;
Baglivi renouvela cette idée dans ses écrits
et dans ses leçons. Il lui dut sans doute une
grande partie de ses succès ; et l'on peut dire
qu'il ne s'est égaré quelquefois, que pour ne
lui avoir pas été toujours assez fidèle. Enfin,
Barthez l'a développée et appuyée de toutes

ses preuves, dans un ouvrage rempli de grandes vues médicales, autant que de philosophie et d'érudition.

Dès le temps d'Hippocrate, la médecine étoit déjà, comme nous l'avons vu dans la première partie de cet ouvrage, altérée par le mélange des systêmes philosophiques et cosmogoniques. Hippocrate reconnut avec beaucoup de sagacité, les inconvéniens qui résultoient de ce mélange. Cet observateur assidu vit clairement que la nature en général ne tient aucun compte des rêveries par lesquelles on prétend l'expliquer, et que la nature vivante en particulier, a ses allures propres, qu'il faut étudier dans les faits, et non vouloir deviner par de vaines conjectures et par de plus vains calculs. Il attaqua donc cet abus avec beaucoup de force. Mais le respect pour la vérité, qui doit toujours marcher avant le respect pour les hommes, quels que soient d'ailleurs leur génie et leurs services ; le respect pour la vérité ne nous permet pas de dissimuler que plus d'une fois, il céda lui-même au penchant le plus général peut-être de l'esprit humain. A la place de certaines doctrines, vieillies et renversées par ses propres observations, il

substitua des doctrines nouvelles, plus rapprochées des faits sans doute, mais qui n'é-
toient cependant encore que de pures hypothèses. C'est à lui qu'est dû ce système des
élémens, qui joue un si grand rôle dans les
écrits des anciens, et dans ceux de leurs modernes abréviateurs, ou compilateurs; systême qui donna bientôt naissance à celui
des tempéramens, tels qu'ils étoient rangés
dans leur première classification. Hippocrate
étoit allé plus loin encore : il avoit indiqué
cette application qui en fut faite plus méthodiquement après lui, aux qualités des humeurs principales, et même au caractère
médical de saisons, dont chacune avoit celui
de l'un des élémens, et passoit pour présider
à l'une des humeurs.

En effet, quoique le système de Galien
ait peut-être plutôt renversé les opinions
dominantes avant lui, que relevé la vraie
médecine hippocratique, son auteur n'a
guère fait que développer d'une manière
classique, différentes vues, plus ou moins
heureuses, qui se trouvent répandues dans
les ouvrages du médecin de Cos, ou dans
ceux que ses disciples lui ont attribués.

Le lecteur sait déjà que ce système a régné

despotiquement pendant plusieurs siècles, dans les écoles. Attaqué tout à la fois par les admirateurs d'Hippocrate, par les chimistes, par les empiriques observateurs, il a résisté long-temps à leurs coups redoublés : et la pratique se ressent encore de sa longue tyrannie, même dans ce moment où nul homme véritablement éclairé n'oseroit se déclarer le sectateur de Galien.

On a vu plus haut, qu'Asclépiade avoit fondé sa médecine sur la philosophie corpusculaire. Le tempérament des Romains étoit en quelque sorte plus fort, que la médecine ne pouvoit être erronée : il résista à celle d'Asclépiade, comme il avoit résisté précédemment à celle de Caton l'ancien.

Les méthodistes remplacent Asclépiade : nouvelle théorie, nouveaux plans de traitement.

Les premiers chimistes avoient eu raison contre les écoles. Ils avoient écrasé le galénisme, par les raisonnemens et par les faits. Ils avoient découvert plusieurs grands remèdes. Par leur secours, ils savoient produire des espèces de miracles, c'est-à-dire, des effets inconnus jusqu'alors, et d'imposantes guérisons. Ces mêmes remèdes font encore aujourd'hui , la fortune des charlatans, qui les manient avec plus d'audace que les hommes éclairés , et qui sans doute tuent souvent , mais guérissent pourtant quelquefois; et cela suffit. Paracelse , par le moyen de l'opium et de différentes préparations mercurielles , avoit eu souvent l'air d'un Dieu qui commande à la nature.

Bientôt ce qui se passoit dans les matras et dans les alambics , devint pour ces hardis expérimentateurs , l'image fidelle de ce qui se passe dans les corps vivans. Les fonctions vitales , les mouvemens organiques de tous les genres , ne furent plus que des fermentations , des neutralisations , des sublimations. Si le cœur et les artères ont la faculté de se contracter; si les muscles ont celle de mouvoir les membres : tous les effets qui se rapportent à ces propriétés générales, sont dus à des effervescences , à des explosions particulières. La production des esprits animaux est une vraie sublimation, où le crâne joue le rôle d'un chapiteau d'alambic. Les acides et les alkalis, tantôt se combattant avec force , tantôt se neutralisant d'une manière paisible , déterminent, ou modifient la plupart des fonctions organiques. Le suc

acide du pancréas se combine avec la bile
alkaline, pour compléter la grande fermen-
tation digestive. Le mélange de l'acide du
chyle, avec les sels, ou les soufres du sang,
produit la chaleur animale, &c. &c.

Entraîné malgré moi, dans ces répétitions,
je dois éviter du moins de les multiplier. Je
terminerai donc, en rappelant que l'un de ces
chimistes, Tachénius, poussa le délire jusqu'à donner aux acides répandus dans le
corps, et qu'il regardoit comme la cause de
toutes les maladies, une espèce de prudence
ou de jugement, en vertu duquel ils choi-
sissent avec justesse, parmi les alkalis, des
alimens ou des remèdes, ceux qui sont le
plus propres à les neutraliser.

Avant que l'expérience raisonnée eût pu
dissiper tant de pitoyables chimères, leur
application systématique au traitement des
maladies avoit fait déjà beaucoup de ravages.
L'esprit philosophique est dubitatif ; il marche avec lenteur : l'esprit de conviction et
de certitude, propre aux enthousiastes, est
aussi prompt que tranchant. Les désordres
et les malheurs se multiplioient de jour en
jour ; les esprits sembloient s'égarer de plus
en plus. Et cependant une certaine hardiesse

à secouer les opinions consacrées ; une certaine inquiétude qui, si elle ne conduit pas directement à la vérité, doit nécessairement empêcher de suivre long-temps la route de l'erreur, pouvoient encore, au milieu de tant d'objets attristans pour le philosophe et pour le véritable médecin observateur, leur inspirer de justes espérances pour l'avenir. Ne semble-t-il pas, en effet, que ce soit le propre des erreurs chimiques, introduites dans la médecine à diverses époques ? elles l'ont presque toujours égarée sans doute ; mais elles n'ont jamais peut-être retardé véritablement ses progrès : et la pratique doit à leurs tentatives les plus hasardées, plusieurs remèdes puissans.

Pendant le dix-septième siècle, la géométrie et l'algèbre furent cultivées avec beaucoup d'ardeur et de succès. On peut dire qu'elles devinrent une espèce de mode. Vers le milieu du siècle dix-huitième, l'enthousiasme parut se renouveler. Fontenelle et Maupertuis, qui vivoient beaucoup dans le monde, y contribuèrent peut-être encore plus par leurs conversations, que par leurs ouvrages. Maupertuis, avec son imagination ardente, avec ses vues audacieuses

et souvent gigantesques, entraînoit les imaginations oisives, toujours avides d'impressions nouvelles. Fontenelle, par ses vues
fines, par sa manière de simplifier les objets
les plus compliqués, de rapprocher les plus
distans, de traduire en langue vulgaire les
vérités les plus éloignées des idées reçues,
faisoit croire à ses auditeurs comme à ses
lecteurs, qu'ils entendoient et savoient ce
qu'il avoit fait passer ainsi rapidement, mais
avec netteté, devant leurs yeux.

Comme nous l'avons déjà vu, la philosophie de Descartes régnoit à-peu-près exclusivement pendant cette époque. En appliquant un nouvel instrument à des parties
importantes et difficiles de la science de
l'étendue, Descartes en avoit fait une science,
en quelque sorte, toute nouvelle. Un nouveau calcul, plus hardi dans ses vues, plus
puissant dans ses effets, sembloit mettre bien
plus véritablement encore la géométrie à la
tête des sciences. On crut voir dans des formules rigoureuses, la pierre de touche de
toutes les vérités.

Comment les médecins seroient-ils restés
tranquilles spectateurs de l'enthousiasme général? Ils voyoient soumettre au calcul, la

plupart des plus grands phénomènes de la nature. Pour être susceptibles de son application, ne suffit-il pas que ses phénomènes suivent un ordre régulier; que leur apparition, leurs retours, leurs changemens offrent des points de vue constans, sous lesquels on puisse les considérer à loisir? Les fonctions de l'économie parurent présenter ces caractères (1). La géométrie et l'algèbre leur furent donc appliquées avec confiance. Les médecins pensèrent que la sûreté de l'instrument seroit transmise aux résultats. L'Europe savante le crut; et ces résultats publiés avec le ton de la certitude, passèrent long-temps pour des oracles.

Ainsi, Borelli, le géomètre classique de la médecine, d'après la supposition que les alimens pressés par l'action des muscles du bas-ventre, du diaphragme et des tuniques de l'estomac, y sont triturés, ou moulus pendant la digestion, calcule la force que ces

(1) Sans doute les phénomènes de la vie peuvent, sous quelques points de vue, se prêter au calcul : mais ces points de vue sont en général peu importans; et leur examen le plus approfondi ne jette presqu'aucune lumière sur les véritables problêmes physiologiques et médicaux.

muscles emploient pour produire cet effet. Il trouve qu'elle égale un poids de deux cent soixante-un mille cent quatre-vingt-six livres; Wrainwright l'évalue à deux cent soixante mille; Fracassini à cent dix-sept mille quatre-vingt-huit livres ; Pitcarn à douze mille neuf cents. Or, il est prouvé maintenant que la digestion se fait par d'autres moyens ; qu'il n'y a point de trituration dans l'estomac, et que le mouvement de ce viscère est, ainsi que celui des intestins, presqu'insensible dans l'état ordinaire, même après le repas le plus copieux.

Suivant Borelli, la force réunie des deux ventricules et des deux oreillettes du cœur, est de cent quatre-vingt mille livres ; Hales ne la porte qu'à cinquante - une ; Keil la réduit à une. Cette différence énorme dans les résultats du calcul, qui devroient nécessairement être toujours les mêmes, si les données avoient quelque précision, démontre également la fausseté de tous.

Avant que les injections de Swammerdam et de Ruisch eussent rendu sensibles aux yeux, les séries, sans cesse décroissantes, des vaisseaux qui charient les différentes humeurs animales, l'hydraulique, peu perfectionnée encore elle-même, ne jouoit qu'un foible rôle dans la médecine. Mais depuis cette époque, si mémorable d'ailleurs par de très-belles découvertes, les tuyaux, les soupapes, les pistons, ont hérissé la nomenclature médicale. Les loix de l'équilibre, celles des frottemens et des résistances, les modifications que peuvent apporter dans l'action des forces impulsives, le nombre, le diamètre ou la direction des tuyaux, sont entrées, comme données indispensables, dans l'explication des phénomènes de la vie. Presque toutes les sectes ont adopté, du moins à quelques égards, plusieurs de ces explications : et bientôt la pratique elle-même n'a plus considéré le corps humain, que comme un assemblage systématique de conduits, communiquant entr'eux, et dans lesquels il s'agit de faire circuler librement et facilement les humeurs.

Mais en retraçant ce tableau, je suis forcé de revenir sur des objets que j'ai déjà mis sous les yeux des lecteurs. Je sens, encore une fois, la nécessité d'abréger ces répétitions.

Faudroit-il, en effet, exposer toutes les conséquences exagérées, ou ridicules, que

les différentes sectes des solidistes modernes
ont tirées de quelques observations, justes
en elles-mêmes ? Est-il nécessaire de rappeler
que des fonctions générales et très-essen-
tielles ont été attribuées à certains organes,
qui n'en ont que de très-secondaires, ou
de très-bornées ? et que d'importantes relations ont été établies entre des organes, ou
des phénomènes qui n'en ont aucune ?

Cette foule d'opinions incohérentes, renversées les unes par les autres, sont presque le seul fruit qu'aient produit jusqu'à
ce moment, les communications prématurées que l'orgueil scientifique vouloit établir, entre la médecine et les autres sciences. L'examen de toutes les autres hypothèses, enfantées par le même esprit, offre
toujours le même tableau.

Et combien n'a-t-on pas à déplorer des
erreurs, sur lesquelles les praticiens n'ouvrent le plus souvent les yeux, qu'après
qu'elles ont fait périr un grand nombre de
victimes ! Dans les sciences dont l'application n'est pas directement relative à nos
premiers besoins, ou dont les fautes peuvent être facilement réparées, les erreurs
des théories choquent toujours sans doute

les bons esprits ; car ils voient dans un seul mauvais raisonnement, le principe de beaucoup de fausses et dangereuses conséquences, qui peuvent en sortir comme d'un germe pernicieux : mais ordinairement ces erreurs ne sont pas d'une importance grave et immédiate. Le système du monde de Ptolomée prouvoit, et vraisemblablement aussi prolongeoit l'enfance de l'astronomie : mais il n'avoit dans la pratique, aucun effet dangereux ; il y suffisoit même aux opérations usuelles. La théorie du phlogistique de Staalh n'a tué personne, que je sache ; et même les progrès de la chimie ne paroissent pas en avoir été beaucoup retardés.

En médecine, ce n'est plus la même chose. L'application des règles qu'on s'est tracées, est directe ; on ne peut errer impunément dans leur choix. La moindre fausse vue tire à conséquence ; et c'est de la vie des hommes qu'il s'agit. Que de morts cruelles et prématurées, que d'existences débilitées et valétudinaires ont payé les folies des théoriciens ! car ces folies sont presque toujours séduisantes. L'étude d'un système est plus facile que celle de la nature : dans la pratique, il semble applanir toutes les difficultés. L'esprit se repose sur des principes qu'il croit pouvoir mettre à la place de l'observation ; et quand un assentiment un peu général en a fait une sorte de symbole pour les esprits foibles et imitateurs, si les malheurs s'entassent, si les victimes tombent en foule sous cette faux nouvelle, associée, pour la destruction, à celle de la mort, on en cherche la raison dans des circonstances frivoles ; on seroit presque tenté d'en accuser les loix éternelles, sans songer qu'elles ne peuvent jamais avoir tort avec nous.

§. X.

La Médecine tend aux hypothèses, par la nature même du sujet auquel elle s'applique.

Deux questions se présentent ici naturellement à l'esprit : 1°. Comment tant d'hommes éclairés, qui tous les jours avoient des tableaux de maladies et de traitemens sous les yeux, ont-ils pu être séduits par des idées que ces tableaux sembloient devoir démentir à chaque instant ? 2°. Et comment se fait-il que les auteurs des plus pitoyables théories, aient été quelquefois de sages médecins, et des praticiens heureux ?

La réponse à la première question sera facile.

La nature semble avoir imprimé de faux traits de ressemblance à ses divers ouvrages ; ou , pour parler plus exactement, nous pouvons voir entr'eux, des rapports chimériques. Souvent aussi, nous pouvons y découvrir des rapports réels, mais étrangers au but actuel de nos recherches : et plus les objets sont importans , ou s'éloignent de nos premières notions, plus aussi ces rapports, diversement infidèles, les défigurent à nos yeux.

En effet, au milieu de cette immense variété de productions et de phénomènes, notre esprit se hâte pour les classer, de chercher entr'eux des analogies qui les rapprochent. Or, il est, en quelque sorte, impossible de ne pas trouver des caractères communs, même dans les objets qui diffèrent le plus essentiellement les uns des autres : à plus forte raison, devons-nous en retrouver dans ceux qui présentent quelques traits de ressemblance véritable , mais qui cependant ne se rapprochent que par certaines faces, ou de peu d'importance, ou tout-à-fait étrangères au genre de considérations pour lesquelles on veut les réunir.

Les différens corps offerts à notre observation, sont régis par des loix propres, qui nous servent à les distinguer et à les classer.

Ceux qui ne présentent aucune trace d'organisation, aucun signe de mouvement automatique, déterminé par leur structure, sont emportés par le mouvement général de l'univers, et soumis à la loi commune des masses, que l'on regarde comme agissant alors toute seule sur eux.

D'autres corps, également inertes en apparence, se trouvent pourtant réunis dans un ordre régulier, que l'on n'observe pas sans étonnement ; mais que la science ramène maintenant au calcul, et que l'art imite et reproduit. Tels sont les cristaux, les sels, et beaucoup de substances minérales, qui ne sont ordinairement comprises ni sous l'une, ni sous l'autre de ces dénominations. Dans cet état des corps, qu'on peut considérer comme un second degré d'existence, les loix particulières qui les régissent leur impriment des caractères distinctifs et constans.

Sur cette terre que nous habitons, croissent à côté de nous, comme pour subvenir à nos besoins, ces familles innombrables de végétaux, dont l'aspect fait le charme des yeux, et dont les produits divers nous fournissent des habitations, des alimens, des vêtemens, des moyens prompts d'employer le feu à notre usage, et par lui, de nous procurer une foule de jouissances nouvelles. Examinés avec soin, leurs formes et leurs propriétés les distinguent sans doute à l'infini : mais cependant certaines qualités communes, certaines manières d'être générales les unissent ; et les descriptions abrégées qui expriment ces qualités et ces manières d'être, forment le caractère de ce qu'on nomme le *règne végétal.* Troisième degré de l'existence.

Une organisation plus ou moins parfaite, une sensibilité plus ou moins exquise, distinguent les animaux entr'eux : mais tous sentent, et tous sont organisés pour sentir comme il convient à leur destination. Les uns restent fixés à la place que le hasard leur assigne : ils ne sont que des plantes vivantes. Les autres ont reçu le mouvement progressif en partage : ils peuvent déployer leur activité, satisfaire leurs besoins, sur différens points de la terre, ou des eaux. Ces derniers sont plus animaux, en quelque sorte; car cette seule circonstance multiplie leurs appétits et les moyens de les satisfaire.

Tous ces êtres si divers se trouvent doués d'une faculté commune, qui peut seulement devenir de plus en plus délicate, à mesure qu'elle s'exerce par des organes moins grossiers, et s'étendre sans cesse, à mesure que les appétits de l'espèce ou de l'individu se portent sur plus d'objets; mais qui cependant établit un rapport général entre tous les êtres sensibles, et les sépare, par une ligne de démarcation bien distincte, de tous ceux qui ne sentent pas.

C'est ici le quatrième et dernier degré de l'existence, du moins pour nous qui ne voyons, et qui par conséquent ne pouvons nous figurer aucun système d'organisation plus compliqué, d'où pussent naître des qualités nouvelles. Aussi, sommes-nous réduits à prêter celles des êtres qui nous sont connus par l'observation, aux êtres que notre imagination peut se peindre, jetés dans d'autres mondes tels que le nôtre, ou répandus, comme une force vivifiante, dans l'immensité de l'univers.

A ces différentes classes de loix, qui ré-

gissent tous les êtres dont l'homme a connoissance, il faut ajouter celles de la décomposition des corps, soit que la nature l'opère
d'elle-même, soit que l'art l'imite, soit enfin
qu'il invente les moyens de la produire; loix
qui sans doute comprennent toutes celles
que peuvent suivre dans leurs modifications
variées, et dans leurs combinaisons nouvelles, les résultats, ou les êtres nouveaux
obtenus par cette décomposition.

Il n'est pas sans vraisemblance que les
êtres et les propriétés qui se développent
dans ces derniers phénomènes, suite du mouvement éternel des corps, trouveroient leur
place dans l'un des quatre degrés précédens;
et l'on doit espérer de pouvoir les y rapporter quelque jour. Mais plusieurs questions
importantes doivent avoir été résolues, et
peut-être quelque grande découverte doit
nous avoir fourni de nouveaux moyens
d'analyse chimique, avant qu'on puisse ramener aux loix de la physique générale, les
phénomènes de la combinaison et de la décomposition des corps.

Ainsi, de la matière morte jusqu'à la matière vivante; de la masse inerte qui dort au
sein de la terre, jusqu'à l'être qui sent et

qui devient susceptible d'affections et de pensées, tout sans doute se lie et s'enchaîne : mais des lignes de séparation semblent tracées par la nature elle-même ; et la méthode en les fixant, a consacré des distinctions réelles, puisqu'on les observe entre le plus grand nombre des objets qu'elles séparent, et surtout entre les plus importans.

Il faut seulement observer que les loix caractéristiques de chaque classe, se retrouvent, à quelques égards, dans la classe qui la précède, ou qui la suit. Ainsi, les substances cristallisables nous offrent des phénomènes qui leur sont propres, et qui sont absolument distincts de ceux des masses confuses ; mais en même temps, elles rentrent sous les loix de la physique générale, par leurs propriétés de corps étendus, pesans, &c. Les végétaux semblent, à leur tour, tenir encore par quelques phénomènes, à la classe des substances cristallisables ; et par d'autres, ils se rapprochent des êtres sensibles et vivans : comme ceux-ci se rapprochant par degrés, des plus parfaits de leur propre classe, se confondent par leurs espèces inférieures, avec quelques-unes de la classe des végétaux.

Dans celle des animaux, et surtout dans

l'espèce de l'homme qui marche à leur tête, on observe des séries de faits, communs à toutes les autres.

Quelques phénomènes de l'économie animale appartiennent, du moins sous certains points de vue, à la simple mécanique; d'autres sont une conséquence directe de la structure des organes, et de leurs rapports mutuels : il en est qui résultent des loix auxquelles est soumis le cours des fluides dans un appareil quelconque de tuyaux : il en est aussi qui sont purement chimiques; d'autres enfin sont exclusivement dus à l'action de la sensibilité.

Dans le mouvement progressif, et dans tous les efforts qui le produisent, la puissance des muscles s'exerce de la même manière, et suivant les mêmes loix que celle des différens leviers, auxquels ils peuvent être assimilés à plusieurs égards ; et son action s'évalue comme celle de toute force motrice quelconque, toutes les fois que les circonstances de cette action, la nature de la résistance et le poids du mobile sont bien connus. La formation des os et celle de quelques concrétions morbifiques, semblent se rapporter à la cristallisation, en prenant ce mot dans son sens le plus général et le plus étendu.

Ce n'est pas sans apparence de raison, que les observateurs les plus attentifs ont donné le nom de végétation charnue, au bourgeonnement de certaines parties animales, dépourvues de sensibilité, lesquelles semblent naître et se développer dans les corps vivans, à l'instar des plantes parasites. On a même regardé comme une espèce de végétation, la formation et l'existence même de l'animal dans le ventre de sa mère, où il vit des sucs pompés par *ses racines*, ou par les vaisseaux veineux du placenta, avant que des besoins plus étendus et plus variés aient développé ses appétits, ses goûts et ses passions. Il ne devient, disoit-on, véritablement animal, que lorsqu'il éprouve des desirs distinctement perçus; lorsqu'il est en état de combiner les sensations qui dépendent de ces desirs eux-mêmes, ou des moyens de les satisfaire; lorsqu'il juge, choisit et conçoit des volontés : jusques-là, toute son existence se borne à l'instinct qui lui rend nécessaire l'application des sucs nourriciers. Quoiqu'ici, l'on ait poussé trop loin sans doute ces analogies, il n'est pas entièrement déraisonnable de conjecturer que ce premier état des corps animés se rapproche, à beaucoup d'égards, de l'état constant des végétaux.

Enfin, certaines décompositions qui s'opèrent journellement dans l'économie animale; le dégagement ou la formation de certains fluides aériformes ; la neutralisation de certaines substances, et les effervescences qui l'accompagnent; la manière dont se comportent les alimens, ou les remèdes diversement associés : tous ces phénomènes, dis-je, appartiennent réellement à la chimie; et quoiqu'en général, ils n'aient guère lieu que dans l'estomac, dans le canal intestinal, ou dans certaines parties qui ne reçoivent, soit naturellement, soit accidentellement, qu'une foible influence vitale, ils ont pu, non pas (du moins encore) fournir une base solide aux dogmes d'une médecine chimique, mais entrer comme élémens dans les combinaisons des praticiens.

Ces observations répondent à la première question que nous nous sommes faite. Les caractères divers, confondus dans la plupart des phénomènes de l'économie animale, suffisent pour expliquer, et peut-être ils excusent

à certains égards , le règne de tant d'hypothèses, qui pouvoient toutes invoquer en leur
faveur, le témoignage de quelques faits (1).
Car les hommes ne se sont pas égarés si souvent, et d'une manière si funeste , sans pouvoir colorer leurs erreurs de certains motifs
plausibles. Ordinairement , les opinions les
plus absurdes doivent leur origine à l'abus
de quelques observations incontestables; et
les erreurs les plus grossières sont le résultat
de certaines vérités reconnues , auxquelles
on donne une extension forcée, ou dont on
fait une mauvaise application.

Quant à la seconde question , qui consiste
à rechercher comment il peut se faire que
des théoriciens très-déraisonnables aient été,
plus d'une fois, de sages praticiens : la réponse se tire également, et de la nature des
objets que la médecine embrasse , et de la
manière de procéder la plus familière à notre esprit. Peut-être aussi ce phénomène sin-
gulier tient-il à un fond d'habitudes philo-

---

(1) Voilà ce qui faisoit dire aux anciens , que le
corps humain est un petit monde , qui présente , en
quelque sorte , des échantillons , ou des modèles de tout
ce qui se passe dans le grand.

sophiques, que les médecins doués de quelque sens, sont, pour ainsi dire, forcés de contracter dans la pratique de leur art ; habitudes qu'on observe chez des hommes d'ailleurs fort médiocres , et dont se ressentent encore utilement ceux même dont on a le plus égaré l'imagination.

Et comment seroit-il possible de considérer sans cesse la nature vivante , sous tous ses points de vue ; d'assister à la production de tant de phénomènes ; de suivre l'existence de l'être physique et moral dans ses passages de la santé à la maladie, de la maladie à la santé, de la vie à la mort , sans avoir des idées plus justes de l'homme, de ses facultés , de leur emploi, du véritable but de son existence ? En épiant tous les traits qui caractérisent ses divers états, combien d'observations qui, dans la suite, ferment tout accès aux préjugés ! combien d'objets intéressans offerts à la curiosité , et dont la contemplation l'aiguise et la règle tout à la fois ! Que de tableaux qui dévoilent et les hommes, et les choses, aux regards les moins pénétrans !

D'abord , toute maladie réduite aux termes d'un problème , dont on cherche la so-

lution, ou d'une énigme dont on cherche
le mot, renferme sans doute en elle-même,
les données de son traitement. Ces données
sont dans le caractère, dans le nombre et dans
l'influence réciproque de ses phénomènes.
Dès-lors, pour être le plus sûr, le plus facile
et le plus prompt, ce traitement doit s'y rapporter avec exactitude. Il ne faut pas croire
cependant, comme je l'ai fait voir ailleurs,
qu'on ne puisse guérir que par une seule
méthode (1) : vraisemblablement, il en est
une, dans chaque cas particulier, meilleure
que toutes les autres ; le talent du vrai médecin consiste à s'en rapprocher, autant que
le permet la nature des choses , et celle de
notre propre intelligence : mais des méthodes différentes , ou même contraires , du
moins suivant l'opinion commune, peuvent
nous conduire au même but ; à la guérison :
et comme il est presque toujours impossible
d'évaluer les dangers de celle qu'on a suivie
avec succès, le médecin et le malade demeurent ordinairement persuadés qu'elle est la
plus parfaite. J'ai fait voir aussi qu'il n'y a point

____

(1) Voyez l'écrit intitulé : *Du Degré de certitude
de la Médecine.*

à cette manière de sentir et de conclure, autant d'inconvéniens qu'on pourroit l'imaginer.

En second lieu, quoique guidés par de mauvaises théories, quelques praticiens habiles ont eu, comme Sydenham, la sagesse de n'en faire aucune application hasardée. Ils ne sont point sortis, en s'appuyant sur elles, des faits même qui les leur avoient fournies ; et dans leurs traitemens, ils ont évité de les regarder comme des règles sûres, pour les cas nouveaux. Par-là, leurs erreurs systématiques n'avoient pour eux, presqu'aucune mauvaise conséquence pratique. Ils se conduisoient à-peu-près, comme ils auroient pu le faire, s'ils n'avoient point adopté d'hypothèse sur les principes de l'art.

En effet, entre l'empirique rationnel, qui ne sort point des raisonnemens immédiats tirés de l'observation, et le théoricien qui n'appliqueroit sa théorie qu'à des phénomènes identiques avec ceux sur l'analyse exacte desquels il l'a fondée, la différence seroit absolument nulle. L'un et l'autre, dans des circonstances semblables, prendroient exactement le même parti ; c'est-à-dire celui que l'expérience leur a fait reconnoître comme utile : et si les traitemens diffèrent alors, ce n'est pas à cause de la théorie, adoptée par l'un des deux médecins et rejetée par l'autre; c'est uniquement à cause de la diversité des méthodes curatives qui ont dirigé leurs expériences. Ainsi, les erreurs du théoricien qui resteroit dans ces sages limites, ne seroient des erreurs que pour les personnes qui les voudroient adopter après lui. Ces dernières, n'ayant point les mêmes tableaux dans leur mémoire, comment pourroient-elles resserrer l'application des principes dont ils sont le fondement, dans leurs justes limites? Et les sectateurs ne sont-ils pas toujours bien plus portés que les inventeurs eux - mêmes, à pousser les idées systématiques jusqu'à leurs extrêmes et plus folles conséquences ? Leibnitz rioit quelquefois avec ses amis intimes, des monades et de l'harmonie préétablie; Wolff étoit fort éloigné d'en rire. Staalh se moquoit assez librement des applications indiscrètes que plusieurs de ses disciples faisoient de son système; il les admiroit d'être plus staalhiens que lui : pour eux, rien ne leur étoit plus pénible que les plaisanteries de leur maître; leur foi n'en étoit point ébranlée : mais elle s'en effarouchoit comme d'un scandale; et ils s'efforçoient de les cacher pieusement, comme les enfans de Noé venoient à reculons voiler sa nudité.

§. XI.

L'application d'une philosophie plus rigoureuse à la médecine, l'a-t-elle privée de richesses véritables ?

TEL est donc le point où la médecine philosophique est parvenue. Elle a renversé la plupart des théories ; elle a ridiculisé les autres ; et les observations, ou les faits relatifs à chaque branche de l'art, sont à-peu-près tout ce qui surnage, au milieu de cette espèce de naufrage universel.

Mais, en réduisant la médecine à ce positif, en apparence si borné, les méthodes philosophiques n'ont-elles pas attaqué la science elle-même? N'a-t-on pas censuré par orgueil, rejeté par dédain, détruit par dégoût? Et cette grande révolution, comme la plupart de celles qui l'ont précédée, ne tient-elle pas uniquement au desir inquiet de la nouveauté, au triste besoin d'anéantir les travaux de nos prédécesseurs, à cette activité tumultueuse qui porte sans cesse quelques

hommes à tout recommencer sur de nouveaux plans?

Ce seroit d'abord une idée bien singulière
que de regarder la révision de la science,
comme une attaque dirigée contre elle, et
le rejet des hypothèses comme un renver-
sement de tout principe. Les vues générales
doivent être déduites des faits : si elles en
découlent véritablement, nous les y retrou-
verons aussi bien que ceux qui les en ont
tirées : et nous serons d'autant plus sûrs de
leur justesse, qu'aucun intérêt particulier
ne nous attache d'avance à l'une plutôt qu'à
l'autre ; que nous sommes disposés à recevoir celles qui peuvent se présenter, et que
nous ne connoissons pas encore, avec le
même empressement que celles qui nous ont
été transmises par les anciens. Aujourd'hui,
ce n'est plus à défendre telle opinion, que
les savans mettent leur gloire ; c'est à faire
preuve d'un bon esprit, en cherchant sincèrement la vérité, en reconnoissant leurs
propres erreurs. Être arrivés à ce point,
c'est avoir fait un grand pas.

Occupés à multiplier les connoissances
réelles, et surtout à les constater, les vrais
philosophes sont toujours d'avance, parfaite-

ment indifférens sur les résultats de leurs recherches. Que ces résultats soient, ou ne soient point conformes à quelque opinion reçue, qu'importe? La seule question pour eux, est de s'assurer qu'ils sont exacts. Cette disposition d'esprit est encore fortifiée par le caractère des méthodes actuelles, qui, loin d'aiguiser la vanité, lui laissent chaque jour moins de prise, en ramenant de plus en plus, à des procédés, pour ainsi dire mécaniques, la plupart des travaux dont la société retire le plus de gloire et de fruit.

Descartes, en proposant la réforme des idées, exigeoit pour préliminaire indispensable, de considérer toutes celles qu'on pouvoit avoir déjà, comme non avenues. Il vouloit qu'un nouvel examen en fît reconnoître la solidité; il vouloit même qu'on fût d'autant plus difficile dans cet examen, que l'habitude de croire équivaut presque toujours pour nous, à la démonstration. Les esprits foibles furent, de son temps, fort effrayés de ce plan de réforme : ils crurent qu'il ne s'agissoit de rien moins que d'ébranler la base des certitudes humaines. Quelles vaines alarmes ! comme si la discussion pouvoit être redoutable pour autre chose que pour l'erreur! Comme si la vérité ne sortoit pas toujours de cette lutte, plus pure et plus brillante! Ce sont les examens incomplets eux seuls qui troublent les idées, qui font sans cesse flotter l'esprit entre le dogmatisme et le scepticisme. La bonne analyse nous détourne, il est vrai, de plusieurs recherches inutiles; à sa lumière, nous n'avons pas de peine à reconnoître quels sont les objets qu'il nous est à jamais interdit d'éclaircir : mais elle donne plus d'évidence à toutes les vérités; elle nous y attache avec plus de force; et c'est elle seule encore qui nous indique les moyens de faire et de vérifier toutes les découvertes qui nous sont réservées dans l'avenir.

Il en est de la médecine comme des autres objets de nos études. En y répétant l'examen des faits et des opinions, non-seulement nous ne risquons de perdre aucune des vérités découvertes, mais nous devons, par cela même, en découvrir nécessairement beaucoup d'autres, qui sont renfermées dans les observations, et que nous n'y soupçonnons peut-être même pas. Les richesses réelles des sciences sont dans les vérités constantes et reconnues, et non dans l'appareil des systèmes ; elles se mesurent sur l'exactitude, et non sur le nombre, ou sur l'apparente grandeur des idées. Lors même que les méthodes d'examen sont parfaitement sûres, on ne peut en réitérer trop de fois l'application aux mêmes objets. C'est ainsi que les connoissances s'épurent de plus en plus : et rien sans doute ne seroit plus avantageux que de faire , de temps en temps , une sévère révision de celles même qui ne laissent aucun motif d'incertitude dans les esprits.

§. XII.

Que reste-t-il à faire pour la réforme de la médecine ?

Mais comment doit se faire en médecine, cette révision de nos connoissances ? ou plutôt (car elle est supposée faite au moment où toutes les hypothèses se trouvent écartées sans retour) , comment réorganiser cette masse d'observations et d'expériences dont elles ont été successivement le centre de réunion , ou le point d'appui, et qui restent maintenant éparses et sans lien commun?

Toutes les sciences d'observation se composent de faits ; chacune d'elles existe dans

l'ensemble de ceux qui lui sont propres.
L'industrie humaine les observe, les cons-
tate, et quelquefois les produit artificielle-
ment : le raisonnement les enchaîne, tantôt
suivant l'ordre dans lequel ils se sont mani-
festés, tantôt suivant celui qui paroît devoir
en mieux faire connoître les rapports. Il les
classe, les rapproche, ou les met en oppo-
sition : il fixe les rapports généraux ou particuliers, à raison de leur importance directe, ou de celle des résultats que ces
rapports entraînent, et des vues ultérieures
qu'ils indiquent.

Telle est la marche de l'esprit, quand nous
suivons une bonne route ; et telle est la route
qu'il faut s'efforcer de suivre toujours. La
partie théorique d'une science doit donc être
le simple énoncé de l'enchaînement, de la
classification et des rapports de tous les faits
dont cette science se compose ; elle en doit
être, pour ainsi dire, l'expression sommaire.
Si la théorie ne se renferme pas sévèrement
dans ces limites étroites, ce ne sont plus des
tableaux méthodiques d'objets réels qu'elle
présente : ce sont des ensembles de résultats
étrangers aux faits ; ce sont de vains fantômes qu'elle produit.

Quand on jette les yeux sur la masse entière des faits de médecine que les siècles ont recueillis, l'esprit se trouve comme perdu dans leur nombre et dans leur diversité. Que faire alors? ce que fait un homme qu'on place à côté d'un amas d'objets confondus, et qu'on charge de les distinguer et de les classer, en indiquant dans l'ordre même de leur distribution, les rapports qui peuvent être observés entre eux.

D'abord, cet homme s'arrête sur les grandes différences, sur celles qui sont le plus incontestables, et en même temps le plus faciles à saisir: il en tire ses premiers moyens de division. Il revient ensuite sur chacune de ces classes générales. En considérant avec plus d'attention, les objets qu'elles renferment, il y reconnoît des différences moins frappantes, mais cependant sensibles, qui lui servent à tracer des divisions secondaires. Ainsi, de proche en proche, il va classant, divisant et subdivisant, jusqu'à ce que tous les objets aient trouvé la place qui leur convient le mieux.

Car il faut observer que cette place peut être fort différente, suivant la nature du but qu'on se propose dans la classification.

Les objets ne sont pas considérés sous le
même point de vue, dans toutes les sciences : dans chacune, ils peuvent donc avoir,
ils ont même effectivement entr'eux, des rapports spécifiques et particuliers; et par conséquent, quoique la méthode générale des
classifications soit toujours la même, chaque classification peut et doit offrir des différences dans l'ordre et dans l'enchaînement
des objets.

Rendre compte de cet ordre et de cet enchaînement; en exposer, en développer les
motifs; montrer tous les rapports des objets
ou des faits rangés dans le tableau; tirer de
ces rapports toutes les conséquences qui peuvent s'en déduire immédiatement : voilà ce
que les meilleurs esprits ont fait dans quelques parties des connoissances humaines, et
voilà ce qu'il reste à faire en médecine. Ainsi
la science, ou du moins les ouvrages destinés
à en présenter le tableau le plus fidèle, se ré-
duiroient, d'une part, à des recueils complets et bien ordonnés d'observations; de
l'autre, à de courts exposés théoriques, où
l'on rendroit compte, 1°. de l'esprit dans lequel ces recueils sont et doivent être formés; 2°. des résultats les plus directs qui

peuvent être tirés de ces différentes observations.

Pringle disoit que la médecine étoit, depuis les Grecs jusqu'à nous, une science où,
sur peu de faits, l'on faisoit beaucoup de
raisonnemens; et qu'il falloit, au contraire,
à l'avenir, y faire peu de raisonnemens sur
beaucoup de faits. Dans cette manière d'élé-
menter l'art de guérir, la seule dont il soit
encore susceptible, le vœu de cet empirique
respectable seroit rempli. Il ne faut plus de
vues hypothétiques, plus de vains systêmes:
les idées théoriques, qui ne sont pas la conséquence évidente et incontestable des observations et des expériences, pourroient-
elles se soutenir à côté du tableau raisonné
de ces expériences et de ces observations?
Ne seroit-ce pas aussi le moyen de ramener
la paix, et de l'établir solidement, entre les
deux grandes sectes qui divisent la médecine
depuis sa naissance; entre les dogmatiques
et les empiriques? Les esprits les plus sages
de l'un et l'autre parti ne trouveroient-ils pas
dans ces tableaux, tout ce qu'ils s'accordent
à desirer dans un bon systême, et rien de
ce qu'ils se reprochent mutuellement?

Et qu'on ne dise pas que ce seroit couper

les ailes au génie, et le réduire à l'emploi servile de copiste, ou de faiseur de tables arides. J'ignore d'abord si, dans les sciences qui demandent avant tout de l'attention et de l'exactitude, il est si nécessaire de donner ce qu'on appelle *des ailes au génie ;* ou si, comme le dit un homme (1) qu'on accuseroit difficilement d'avoir été timide, il ne vaudroit pas mieux lui attacher du plomb aux pieds.

D'ailleurs, qu'on se rassure, le génie et le zèle auront encore de quoi s'exercer dans cette grande réforme ; ou plutôt, la carrière qui s'ouvre devant eux est entièrement neuve, et pour ainsi dire illimitée ; et l'on ne pourroit presque plus dès-lors, y faire de faux pas, réellement dangereux. Vingt-cinq ou trente années suffiroient aujourd'hui pour vérifier toutes les observations (sauf peut-être celles qui se rapportent aux constitutions épidémiques) : le même espace de temps suffiroit encore pour répéter toutes les expériences et pour en constater les résultats.

Ce premier travail terminé, il ne s'agiroit

_____

(1) Bacon.

plus que de perfectionner les méthodes pratiques. Elles auroient déjà reçu d'importantes améliorations, et de ces observations, et de ces expériences elles-mêmes. A l'aide du temps, l'esprit philosophique leur donneroit toute la sûreté dont elles sont susceptibles. Tous les problèmes seroient enfin résolus ; et la médecine se trouveroit au niveau des autres sciences par sa certitude, comme elle est peut-être au-dessus par les objets de ses études, et par la haute importance des différens buts qu'elle doit se proposer.

§. XIII.

Exposition plus circonstanciée des procédés de l'analyse philosophique, appliquée à la médecine.

Mais la manière d'appliquer l'analyse philosophique aux objets si nombreux et si variés que la médecine embrasse, n'est point suffisamment expliquée par cette indication générale : il est nécessaire d'entrer encore dans quelques détails.

A quelqu'objet qu'elle soit appliquée, l'analyse est au fond toujours la même. Cependant comme on peut considérer les ob-

jets sous différens points de vue, et par conséquent y chercher des rapports de différens
genres, les procédés par lesquels on reconnoît ces rapports, offrent certaines différences, relatives à la nature des recherches,
au but qu'on s'y propose, et au caractère des
idées qu'elles font naître dans l'esprit. Ainsi,
par exemple, on peut envisager un corps
sous le simple point de vue de sa grandeur,
de sa forme, des relations de ses parties entre elles, de sa situation à l'égard d'un ou
de plusieurs autres corps, des ressemblances, ou des différences que la nature a mises
entre eux. Que fait alors l'analyse ? Elle *décrit* exactement ce corps ; elle lui assigne
la place qu'il occupe, relativement à ceux
que l'on considère conjointement avec lui.
C'est donc ce qu'on peut appeler *analyse de
description*.

Si les recherches ne se bornent pas à ces
qualités extérieures, à ces rapports de situation ; si l'on veut connoître les élémens dont
un corps est composé, c'est-à-dire les parties de matière dont l'intime combinaison
le constitue ; et si l'on sépare ces diverses
parties, pour examiner la nature de chacune
d'elles, ou du moins les caractères par les-

quels elles se manifestent à nous : le résultat de l'analyse n'est plus une simple description de ce corps. Pour l'étudier sous ce
point de vue, il faut le décomposer : et si
l'on parvient à le recomposer, en combinant de nouveau ses parties constitutives,
qu'on avoit d'abord isolées, l'analyse est
parfaite. C'est par celle-là, que les chimistes
modernes ont opéré tant de merveilles ; c'est
elle qui garantit l'exactitude et la gloire de
leurs travaux. On peut l'appeler *analyse de
décomposition et de recomposition.*

Mais les objets de nos recherches ne s'offrent pas toujours simultanément à nos regards. Souvent ce ne sont point des corps
susceptibles d'être fixés sous nos yeux ;
ce sont des phénomènes qui se succèdent,
et qui peuvent, tantôt être indépendans les
uns des autres, tantôt s'enchaîner dans un
ordre que l'observation nous fait saisir. Quelquefois même, lorsqu'il s'agit de l'étude de
certains corps, c'est par les changemens
qu'ils subissent sous l'œil de l'observateur
qu'on les étudie ; c'est le tableau raisonné
des changemens antérieurs qu'ils peuvent
avoir subis, qu'on a pour but de tracer. Dans
l'étude de ces phénomènes, on veut décou-

vrir s'ils ont des relations entre eux, ou vérifier s'ils n'en ont réellement pas. Dans le
tableau de ces changemens, on cherche à
reconnoître toutes les propriétés dont les
corps ont été doués par la nature; et lorsqu'on a véritablement réuni les observations
et les expériences nécessaires pour compléter
l'un ou l'autre genre de travail, il en résulte
des histoires raisonnées, où la succession
des faits relatifs à tels ou tels objets de
nos recherches, se développe dans l'ordre
naturel. C'est ce que nous appellerons *analyse historique*.

Enfin, nous pouvons considérer, non les
objets eux-mêmes, mais les idées que nous
nous en sommes faites. Ces idées peuvent se
comporter dans notre cerveau, comme des
sensations immédiates; c'est-à-dire que nous
pouvons, après les avoir perçues distinctement, les comparer, déterminer leurs rapports, reconnoître quelles sont les idées nouvelles que chacune de celles-là renferme, et
déduire ainsi de longues séries de vérités qui
naissent les unes des autres.

Ici, dis-je, ce ne sont plus les objets directs et matériels de nos sensations, qui
deviennent le sujet de nos recherches : nous

opérons sur des produits de notre entendement, ou plutôt sur leurs signes, seul moyen
par lequel nous puissions nous les représenter, et les soumettre à l'examen. Quand
les signes sont bien faits, quand ils expriment nettement et circonscrivent avec précision les idées, on peut toujours s'assurer
si chacune d'elles en renferme véritablement
une ou plusieurs autres ; on suit, sans peine,
l'ordre de leur enchaînement ; on marche de
conséquence en conséquence, avec une entière certitude ; et l'on peut à chaque instant, rendre sensible la démonstration de
tous les résultats. Cet ensemble d'opérations
de notre intelligence, peut s'appeler *analyse
de déduction.*

Nous avons dit que la méthode philosophique est toujours la même au fond, dans
ces applications différentes ; il seroit facile
de s'en convaincre par un examen plus attentif et plus détaillé.

Condillac, pour donner une idée nette
de ce qu'il entend par analyse, suppose un
homme arrivé de nuit dans une maison de
campagne, dont il ne connoît point les en-
virons. Le lendemain, les fenêtres de l'ap-
partement occupé par cet homme, s'ouvrent

tout-à-coup : il découvre une belle campagne, dont l'aspect lui présente beaucoup de points de vue variés. Aussi-tôt les fenêtres se referment ; et le voilà replongé dans l'obscurité la plus profonde. Il a saisi d'un coup-d'œil rapide, toute cette campagne si riche et si brillante : en a-t-il un tableau fidèle dans l'esprit ? Non sans doute. Mais si la fenêtre s'ouvre une seconde fois, et qu'elle reste ouverte pendant un certain temps, alors notre contemplateur recommence l'examen de ce paysage. Après avoir reçu la première impression de l'ensemble, son œil distingue les parties ; il les examine séparément, il les compare, il cherche à fixer leurs rapports ; et les réunissant ensuite de nouveau, dans un regard qui les embrasse toutes à la fois, il recompose ce tableau total, dont il n'auroit eu, sans doute, que l'idée la plus vague, s'il ne l'avoit pas soumis d'abord à cette espèce de dissection. Qui ne voit que, dans ces opérations successives, dont le but et le résultat sont de fournir l'exacte description du paysage, il y a *décomposition et recomposition* de l'objet ; que dans les jugemens portés sur le rapport des diverses parties, il y a déductions d'idées,

et conséquences tirées de ces déductions ;
qu'enfin, si l'examen du paysage dure assez
long-temps , pour que chacune de ses parties soit éclairée de plusieurs manières différentes par le soleil , on observe une suite
de changemens , ou de phénomènes relatifs
à leur état extérieur, et dont l'exposition
semble appartenir à *l'analyse historique?*

De leur côté, l'analyse historique et celle
de déduction n'offrent-elles pas , dans les opérations dont chacune d'elles se compose, des
circonstances parfaitement analogues , ou
même semblables à celles qui sont plus particulièrement propres à toutes les autres espèces d'analyse ? Car, non-seulement dans
celle de déduction , se trouvent des descriptions d'objets , des décompositions et recom-
positions d'idées ; mais elle opère souvent
sur des résultats qui ne peuvent être fournis que par *l'analyse historique :* et non-
seulement aussi cette dernière présente des
descriptions et des déductions ; mais elle décompose et recompose encore sans cesse, les
objets, ou les phénomènes et les changemens
qu'elle a pour but d'enchaîner dans leur
ordre naturel , ou de retracer dans ses fidèles
tableaux.

Dans un autre endroit de ses ouvrages, Condillac représente un peu différemment les procédés de l'analyse. Un homme veut étudier la structure d'une machine, celle, par exemple, d'une montre. Que doit-il faire pour cela? Le plus sûr, comme le plus simple de tous les moyens, n'est-il pas de la démonter pièce à pièce; de bien observer la forme et les autres propriétés sensibles de chaque rouage, de chaque partie; de remettre ensuite ces différentes pièces à leur place naturelle, après avoir suffisamment reconnu leurs points de réunion ou de contact, et déterminé leurs rapports mutuels? Quand on a fait toutes ces opérations, avec assez de soin, pour avoir dans l'esprit l'image nette de chaque partie et de l'ensemble de la machine, on en connoît véritablement la structure; et l'on peut en apprécier et même en prédire les mouvemens.

Le lecteur verra sans peine, que c'est ici véritablement l'analyse des chimistes, celle *de décomposition et de recomposition*. Il ne s'agit, il est vrai, que de rouages, ou de pièces mécaniques, et non d'élémens intimes, de parties intégrantes et constitutives: mais qui ne sent que les élémens d'une ma-

chine, ou les parties qui la constituent, sont
les pièces dont la structure et la réunion la
rendent capable de produire une certaine
suite de mouvemens ; comme les vrais rouages
d'un corps chimiquement considéré, c'est-
à-dire, les causes qui déterminent ses propriétés spécifiques, et qui produisent les divers phénomènes qu'il peut offrir quand il
est mis en contact avec d'autres corps, sont
les élémens qui entrent dans sa composition,
ses parties constitutives, ou les corps simples que son analyse nous y fait découvrir?

Enfin, dans plusieurs de ses écrits, et
notamment dans la langue des calculs, Condillac établit que l'*analyse* n'est qu'une suite
de traductions des idées, ou des propositions
sur lesquelles roulent nos recherches ; que
ces traductions nous font marcher d'*identités* en *identités* ; qu'ainsi lorsque nous faisons une découverte, nous la tirons nécessairement de celles que nous avons déjà faites ; que ce que nous ignorons est renfermé
dans ce que nous savons : et comme, suivant
la manière de voir de Condillac, l'identité
parfaite des propositions ou des idées, se
conserve dans chaque traduction, et reste la
même à la dernière qu'à la première, cet

esprit si conséquent est conduit à poser en principe, que l'*inconnu* et le *connu* sont une seule et même chose ; résultat fort extraordinaire sans doute, mais que cependant ne peuvent rejeter ceux qui admettent l'*identité* (1) complète dans les transformations analytiques, ou dans les traductions successives des propositions.

Cette dernière analyse est celle que nous avons appelée de *déduction*. Sa méthode doit se retrouver et se manifester dans toute langue en général. Les langues ne sont bien faites, que lorsqu'elle préside à leur formation ; elles ne sont d'un usage sûr dans la recherche des vérités, que lorsqu'elle dirige incessamment leur emploi. A proprement parler, l'analyse algébrique n'en est qu'une application particulière : mais les signes et la syntaxe de cette langue sont d'autant plus parfaits, et les opérations qu'on exécute par son moyen sont d'autant plus sûres, qu'elle n'envisage les objets que sous un seul point de vue très-simple, qu'elle ne considère qu'un seul genre de rapports, dont les élémens sont toujours invariablement déterminés. D'après

_____

(1) Ce qui n'est pas exact.

la manière dont Condillac s'exprime à ce
sujet, dans la langue des calculs , on peut
penser qu'il avoit fini par réduire tout l'artifice du raisonnement en général , à l'*analyse de déduction ;* c'est-à-dire à cette forme
particulière de raisonnement, que les anciens logiciens appeloient *sorite.* Si c'étoit
ici le lieu d'entrer dans l'examen de ses motifs, il ne seroit peut-être pas difficile de prouver que son opinion est loin d'être dépour-
vue de fondement.

§. XIV.

*Application des quatre espèces d'analyse
aux différens objets des travaux de la médecine.*

Lorsqu'on cherche à déterminer , ou lorsqu'on retrace les formes d'un végétal , celles
de sa tige , de ses feuilles , de ses fleurs , de
ses semences , de ses racines ; la grandeur et
la situation respectives de ses parties , la
couleur de chacune d'elles ; en un mot , toutes les circonstances extérieures qui le caractérisent : on fait une *analyse de description.*
Plusieurs de ces analyses , jointes ensemble ,
et la comparaison des différens végétaux dont

elles fixent les caractères, nous font toujours découvrir entre eux, des rapports en vertu desquels on peut les ranger et les classer dans un ordre plutôt que dans un autre. De-là résulte un tableau méthodique, où tous les individus qui s'y trouvent rappelés, reçoivent, en quelque sorte, une existence commune, et se gravent ensemble dans la mémoire, en se servant mutuellement de point d'appui. Mais quel que soit leur nombre, ce tableau n'est encore lui-même que le produit d'une *analyse de description.*

Il ne faut pas négliger d'observer que, pour être complète, la description botanique d'un végétal doit tenir compte des divers changemens qu'il éprouve, ou des divers phénomènes qu'il présente aux différentes époques de sa vie, et que par conséquent l'analyse historique entre dans cette description; comme l'analyse de description entre à son tour, dans les procédés de l'analyse historique, lorsqu'il s'agit de noter les faits d'où se déduisent les propriétés d'une plante, et dans ceux de l'analyse chimique, lorsqu'il s'agit de reconnoître les élémens qui le composent. Je me sers ici du mot analyse chimique; mais c'est dans un sens incomplet : car il en est des végétaux comme des animaux ; on les décompose, on ne les recompose pas. On ne recompose même pas leurs parties les moins importantes : ce qui prouve qu'il entre dans leur formation, quelque élément inconnu, ou qu'elle dépend de certains procédés de la nature, que l'observation n'a pu saisir, et que surtout l'art ne sauroit imiter.

Un tableau qui nous représente la forme, la couleur, la situation d'un organe, ses rapports de voisinage ou d'éloignement, de ressemblance ou de différence avec d'autres parties : ce tableau, dis-je, est le produit d'une *analyse de description*. Vous indiquez la place d'un muscle ; vous déterminez son volume et l'étendue de l'espace qu'il occupe, la direction de ses faisceaux, les attaches de ses extrémités tendineuses : vous dépeignez la structure du cœur, et vous suivez dans leurs cours les vaisseaux dont il est le centre : vous montrez le cerveau, la moelle alongée, la moelle épinière ; et de-là, comme d'un réservoir commun, vous faites partir tous les nerfs dont vous marquez le trajet, jusqu'aux parties où leurs innombrables ramifications vont porter la vie et le sentiment ; c'est encore une simple description que vous faites : vous ressemblez encore au géographe, qui se contente de peindre les lieux, sans retracer tous les changemens physiques qu'ils peuvent avoir éprouvés, dans le cours des âges, sans rappeler les événemens politiques dont le pays peut avoir été le théatre, et les révolutions successives qui peuvent avoir agité ses habitans.

Mais si vous entrez dans l'exposé des fonctions de ce même organe ; si vous cherchez à déterminer les mouvemens que ce même muscle exécute, ou ceux auxquels il contribue : c'est alors une analyse historique que vous faites, ou que vous retracez ; c'est de ses résultats que doit être formé votre nouveau tableau : comme si vous cherchez à reconnoître quels sont les corps simples et déjà connus, qui entrent dans la composition de la partie soumise à vos recherches, vous ne pouvez parvenir à ce but, que par l'analyse chimique ; et la conclusion à laquelle vous êtes conduit ne peut être juste, qu'autant qu'elle sera la conséquence immédiate et nécessaire des faits constatés et représentés par l'analyse, et que les produits de ses opérations y seront exprimés sommairement.

T

Une bonne analyse historique doit parcourir avec attention, avec scrupule, la chaîne
entière des changemens que subit, ou des
phénomènes que présente le corps, ou l'objet
de l'examen : elle les expose dans leur ordre
de succession ; elle les peint avec tous les
caractères qui les distinguent ; elle cherche
à démêler le genre ou le degré d'influence
qu'ils exercent les uns sur les autres ; elle
s'efforce de déterminer quel est celui d'entre
eux, auquel ils se rapportent tous, et qu'on
peut regarder, ou comme leur source, ou
comme leur lien commun.

Pour faire un tableau fidèle des fonctions
de l'estomac, il faut avoir observé d'abord,
qu'il reçoit les alimens dans sa cavité ; que
ces alimens y changent de nature ; c'est-à-
dire, que lorsqu'ils en sortent au bout d'un
temps convenable, ils manifestent de nouveaux caractères, de nouvelles propriétés :
ces changemens portent le nom de digestion
stomachique. Cette digestion est donc la
fonction propre de l'estomac : et si nous
avons reconnu les conditions nécessaires à
son exécution, les circonstances qui la troublent ou la favorisent, l'agent ou les agens
que la nature paroît en avoir particulière-

ment chargés, nous aurons une idée d'autant plus exacte des fonctions de cet organe, que l'observation en aura saisi plus fidèlement tous les phénomènes principaux.

Mais quelque obscurité que présente l'étude de cette suite de mouvemens, dont la vie des êtres animés se compose, celle des changemens que détermine dans eux la maladie, n'est pas moins obscure, difficile, hasardeuse : et comme les erreurs dans lesquelles on peut tomber relativement à leur cause, c'est-à-dire au phénomène principal dont dépendent tous les autres, ou qui les modifie par son influence ; comme, dis-je, ces erreurs ne demeurent presque jamais renfermées dans la théorie, mais qu'en fournissant de fausses vues pour les traitemens, elles portent dans la pratique les désordres les plus dangereux : elles sont bien plus graves, sans doute, que celles qui se rapportent aux fonctions organiques ; ces dernières se bornant, pour l'ordinaire, à donner de ridicules explications, ou du moins les indications qu'on s'est permis d'en tirer trop de fois, étant en général plus faciles à vérifier.

L'analyse historique d'une maladie doit être faite avec la plus grande exactitude : on ne sauroit s'y dépouiller avec trop de soin , de toute prévention , de toute vue conjecturale, de toute idée étrangère aux faits eux-mêmes qu'on a sous les yeux. Il faut voir ce qui est, et non ce qu'on imagine. En reproduisant ce tableau , il faut peindre ce qu'on a vu , sans mêler dans le corps même du récit , aucune des conséquences ou des présomptions qu'on a cru pouvoir en déduire : et plus le récit sera simple et fidèle , plus l'ordre, l'intensité, la durée et les autres caractères des phénomènes y seront retracés avec attention ; plus aussi l'analyse sera parfaite , plus seront solides et purs les résultats ou les inductions qu'elle pourra fournir, soit directement et par elle-même , soit indirectement et dans sa comparaison avec d'autres analyses tracées sur le même modèle.

Telles sont, en effet , ces admirables histoires de maladies individuelles que nous a laissées Hippocrate , et que les anciens appeloient, avec raison , la *plus chaste contemplation de la nature*. Aussi de ces tableaux particuliers si vrais, et dont toutes les circonstances se retracent si nettement aux yeux du lecteur, le génie d'Hippocrate n'a pas eu de peine à tirer ces généralités si vastes et si belles sur l'influence des saisons, sur les variations de l'atmosphère, sur leurs effets, sur les différentes constitutions épidémiques, enfin sur certaines loix qui règlent le cours des maladies particulières, toutes rangées sous des genres, ou sous des espèces; comme nous observons certains caractères extérieurs, ou certaines suites de phénomènes constans, dans les différentes espèces d'animaux et de végétaux. Telles sont encore quelques histoires de maladies, tracées par les modernes, avec moins de perfection, selon moi, quant à leur exactitude, et surtout quant à cette manière de saisir dans la nature, les traits tout à la fois les plus caractéristiques et les plus fins; mais dont la lecture est cependant plus instructive, sous quelques rapports, à cause des savans détails de traitemens qu'elles contiennent. Reconnoissons, au reste (et personne ne peut le contester), que celles de ces histoires, où les élèves puisent la plus solide instruction, sont celles-là même dont les auteurs se sont le plus rapprochés de la méthode d'Hippocrate, dans l'exacte et fidelle peinture des phénomènes observés : et pour peu qu'on joigne à l'habitude de voir des malades, celle de lire avec réflexion, on reconnoît bientôt que les tableaux de la nature ne sont pas toujours, à beaucoup près, tels que l'imagination les arrange; qu'il faut se défier de ceux dont l'ordonnance paroît d'abord si régulière, et que ceux dont l'exactitude et la fidélité peuvent le moins être révoquées en doute, offrent tous certaines lacunes dans l'enchaînement des objets ou des phénomènes; qu'enfin, peut-être n'en est-il aucun dont l'harmonie, suivant la manière de voir propre à l'esprit humain, ne soit troublée par quelque irrégularité.

L'analyse chimique peut s'appliquer à tous les corps de la nature. Quels que soient leurs caractères et leurs propriétés, sous quelque point de vue qu'on les considère d'ailleurs, on peut vouloir connoître les élémens dont la combinaison, plus ou moins intime, les a formés. Quand cette analyse, après avoir décomposé un corps, peut le recomposer de toutes pièces, en réunissant ses produits, et les plaçant dans des circonstances favorables à sa recomposition, nous pouvons affirmer que l'analyse est complète : nous connoissons les élémens de ce corps; nous savons quels sont les corps non-décomposés

jusqu'à ce jour, dont lui-même est une combinaison. La vive lumière que ce puissant
instrument, manié d'une manière si sûre
et si délicate par les chimistes français, a
déjà jetée sur les opérations de la nature, et
celle plus brillante encore, que tout semble
promettre dans un avenir peu éloigné, seront
plus redoutables pour les charlatans, que
toutes les discussions des penseurs, et toutes
les plaisanteries des observateurs malins.

Mais l'analyse chimique n'arrive pas toujours jusqu'à ce dernier degré de démonstration. Souvent après avoir opéré la décomposition d'un corps, quelque soin qu'elle
prenne d'en recueillir et d'en conserver
tous les produits, elle fait de vains efforts
pour le recomposer : ce qui n'a pas lieu
seulement quand elle opère sur des êtres organiques et sur des substances animales ou
végétales ; mais ce qu'on observe également
quand elle opère sur des corps, ou sur des
matières auxquelles la vie n'a pas imprimé
ses caractères particuliers. Dans ces diverses circonstances moins favorables, les conclusions de l'analyse n'ont pour appui que
des probabilités plus ou moins fortes ; et
quoique, dans plusieurs cas, ces probabilités

puissent équivaloir, pour ainsi dire, à la certitude, il faut, dans la plupart des autres, que le temps et des expériences multipliées aient confirmé la solidité des inductions. Ceci est vrai, surtout lorsque ces inductions s'appliquent aux phénomènes de la vie dans tous ses degrés, et qu'elles suggèrent l'emploi de certains moyens pour agir sur les corps ou sur les organes vivans.

L'analyse de décomposition et de recomposition est souvent dirigée par l'analyse de description, ou du moins elle lui emprunte souvent ses matériaux. Elle peut être éclairée et mise sur la voie de nouvelles découvertes, par l'analyse historique; mais, à son tour, elle est souvent un guide indispensable pour cette dernière. Elle offre enfin à l'analyse de déduction, des points de départ mieux déterminés, et des objets de raisonnement qu'il est plus facile de représenter par des signes clairs, simples et précis.

L'analyse de déduction peut emprunter les objets sur lesquels elle opère, de chacune des autres espèces d'analyse : elle-même, de son côté, se mêle à leurs diverses opérations. Comme elle s'exerce sur les idées, ou plutôt sur les signes qui les représentent, toutes les fois que ces signes sont bien faits, et qu'elle ne tire que des conséquences théoriques, elle marche avec une entière certitude ; et cela doit être nécessairement : car les signes des idées ne représentent que celles qu'on y a mises ; et quand ils sont exacts et réguliers, ils les retracent clairement, et les circonscrivent avec précision.

Cette analyse a pour but de découvrir si une idée est renfermée dans une autre, et d'arriver, par une suite de transformations ou de raisonnemens, jusqu'à des conclusions, dont la première idée ou sa première forme ne permettoit pas de vérifier la certitude, ou que même elle ne laissoit pas soupçonner. Les idéologistes comparent, avec raison, cette suite d'évolutions des idées, au jeu des petites boîtes renfermées les unes dans les autres, et le premier anneau des raisonnemens, à la boîte principale qui les renferme toutes. Ouvrez celle-là, vous en tirez la seconde ; de la seconde, la troisième, et ainsi de suite, jusqu'à ce que la petitesse des dernières ne permette plus de les bien saisir. Condillac s'étoit déjà servi de la même comparaison ; ce qui prouve qu'en regardant l'analyse comme une seule et même méthode, il se la peignoit sous diverses images, suivant les objets auxquels elle s'applique, ou suivant les points de vue par lesquels on se propose de les considérer.

Nous venons de dire que l'analyse de déduction, quand son langage est exact et régulier, et qu'elle ne sort point de la théorie, peut marcher par des routes parfaitement sûres, et donner une certitude entière à ses conclusions. Au reste, cette certitude n'est relative qu'à l'acception convenue de l'idée première qui sert de point de départ, ou des signes qui la représentent, et qui forment le premier anneau des raisonnemens : car si le sujet de cette idée s'y trouve incomplètement ou vaguement représenté, la suite des raisonnemens peut être parfaite, et les conclusions très-illusoires par rapport à lui. Voilà pourquoi les analyses de déduction qui s'exercent sur des quantités ou sur des grandeurs, toujours susceptibles d'être réduites en quantités, sont absolument exemptes d'erreurs. Les signes qu'elles emploient ont une précision telle, que toute confusion de termes y devient impossible. Les idées que ces signes représentent se rapportent à des objets simples, qui n'offrent qu'un seul point de vue; et par conséquent, il faut s'en faire un tableau juste, ou ne s'en point faire du tout. Enfin, les objets de ces idées sont uniquement l'ouvrage de l'esprit; et ils se confondent avec les idées et avec les signes qui les retracent et qui fixent leurs rapports. Quand on peut circonscrire avec la même exactitude, les autres objets de nos recherches, et donner au langage employé dans cette étude, ou dans l'exposition des idées qu'elle a fournies, le même degré de précision et de clarté, la certitude des conclusions est la même que dans les analyses qui portent sur les propriétés des nombres, ou des grandeurs.

Mais par la nature même de notre intelligence, par celle de nos besoins et des rapports que notre manière de sentir établit entre nous et les choses extérieures, cette entière certitude ne peut exister pour nous, dans quelque genre que ce soit, que relativement aux vues de pure théorie. Du moment qu'on entre dans les applications pratiques, on ne se dirige plus que d'après certaines conjectures, fondées sur des motifs plus ou moins solides; on ne fait que des calculs de probabilités.

Les calculs de probabilités sont en général, de deux espèces différentes. Tantôt la vérité flotte entre deux limites connues ; elle peut être placée à tous les points de l'intervalle qui sépare ces limites : mais elle s'y trouve nécessairement renfermée ; et l'on peut souvent se rapprocher encore d'elle, par certaines méthodes qui resserrent de plus en plus, le champ de l'incertitude, quoique, d'ailleurs, il soit alors impossible d'arriver à des résultats entièrement précis. Tantôt le calcul rassemble en faveur d'une opinion, ou d'une conclusion, des motifs plus ou moins nombreux, plus ou moins graves ; et l'on est plus ou moins fondé , d'après leur évaluation rigoureuse , à croire que cette conclusion , ou cette opinion est la vérité.

Lorsqu'Archimède , voulant déterminer le rapport du diamètre du cercle à sa circonférence, donna la raison de sept à vingt-deux , il savoit bien lui-même que cette raison n'étoit qu'approchée. Métius , en donnant celle de cent treize à trois cent cinquante-cinq , a diminué considérablement encore l'intervalle dans lequel la proportion flottoit incertaine. Enfin , Wolff et Rudolphe de Ceulen se sont rapprochés encore du terme rigoureux, et d'autres pourront s'en rapprocher davantage, sans que personne l'atteigne jamais. Voilà un exemple de la première espèce de calcul.

En voici un de la seconde. Nous n'avons point de certitude de démonstration que le soleil se levera demain, et que la nuit prochaine sera comme les précédentes, remplacée par le jour : cependant personne ne peut avoir de doute à cet égard; nous attendons le jour de demain avec une certitude si complète, que tous les arrangemens de la vie se règlent d'après cette attente. Sur quoi se fonde cette certitude, si ferme dans notre esprit? N'est-ce pas uniquement sur l'expérience? sur cette multitude de faits qui nous attestent qu'un certain ordre règne dans le cours des astres, et que les phénomènes qu'il a si long-temps reproduits dans le passé, ne peuvent manquer de se reproduire encore à l'avenir? Chaque année, chaque mois, chaque jour nouveau ajoute à cette certitude de probabilité. Sans doute, l'homme qui verroit le soleil se lever pour la première fois, s'il n'avoit d'ailleurs aucune notion particulière de la marche de cet astre, auroit bien

peu de raisons de penser qu'il va s'élever jusqu'au haut des cieux ; et lorsqu'il le verroit
le soir disparoître dans les mers, il n'en auroit pas davantage d'attendre son retour pour
le lendemain. Mais quand l'expérience des
siècles nous a prouvé que cet ordre est constant ; quand tous les monumens et tous les
récits nous attestent qu'il n'a jamais été
troublé, nous ne formons plus aucun doute
sur sa continuation future : et plus les faits
qui forment les preuves de cet ordre se multiplient ; plus aussi l'expérience a de poids,
plus les conclusions qui s'en déduisent acquièrent de certitude à nos yeux.

Le premier de ces calculs porte sur des
objets très-simples ; les données en sont fixes
et précises : il appartient à la pure théorie.
Le second porte sur un événement facile à
observer, environné d'un petit nombre de
circonstances peu variables, et relativement
auquel les conclusions ne présentent aucune
ambiguité dans leurs motifs. Mais souvent,
surtout lorsqu'il s'agit d'applications pratiques, les données du calcul sont très-multi-
pliées, ou très-mobiles. On a beaucoup de
peine à les rassembler toutes, à les fixer ;
c'est-à-dire, à les exprimer en valeurs fixes :

on a principalement beaucoup de peine à
s'assurer qu'on a véritablement rempli cette
condition ; et l'intervalle qui peut nous séparer de la vérité, devient alors plus consi-
dérable, ou la probabilité que nous l'avons
saisie devient plus foible.

Prenons des exemples dans la médecine
elle-même : prenons-les dans sa partie pratique, où les objets sont à la fois plus multipliés et plus variables ; où, par conséquent,
l'on éprouve les plus grandes difficultés à
recueillir et à déterminer avec précision, les
différentes données du calcul.

Quand on observa, pour la première fois,
que le quinquina guérissoit la fièvre intermit-
tente, cet effet bien constaté sur un certain
nombre d'individus, fut sans doute un trait de
lumière; et l'on eut des raisons de penser que
la médecine venoit de faire une utile acquisition. Mais dans chaque cas nouveau qui
paroissoit en indiquer l'usage, un médecin
prudent avoit à peser bien des circonstances
qui pouvoient le contre-indiquer, ou dont
l'influence pouvoit du moins modifier beaucoup son action. L'âge, le tempérament, les
dispositions antérieures des malades, la saison de l'année, le caractère de la constitu-

tion régnante, rendoient plus incertains les
motifs d'après lesquels on se déterminoit a
donner ce remède, et l'espoir qu'on pouvoit
établir sur sa puissante efficacité. Il a fallu
des observations et des exemples sans nombre, pour reconnoître avec une suffisante
certitude, dans quelles circonstances il est
constamment utile ; dans quelles autres circonstances il peut être nuisible ; quelles sont
les combinaisons avec d'autres remèdes, ou
les modifications que son usage demande
quelquefois : et quand toutes ces questions
sont éclaircies, toutes ces difficultés résolues, l'emploi du quinquina, dans chaque
cas particulier, doit être dirigé par un calcul
savant et rapide ; ce calcul doit retracer à
l'esprit, tous les résultats importans des observations et des essais antérieurs, et de
leur comparaison avec toutes les circonstances que présente l'état du malade, tirer
la juste indication du remède, et la méthode
de son application.

L'ipécacuanha fait vomir, et le jalap purge.
On a d'autant plus de raison de leur attribuer cette vertu, qu'on a plus souvent eu
l'occasion d'en observer les effets ; et l'on a
d'autant moins de motifs de douter que l'un

purge, et que l'autre fasse vomir, dans les cas nouveaux où l'on en fait usage, que ces cas offrent moins de particularités, analogues ou semblables à celles qui, d'après un certain nombre d'exemples antérieurs bien constatés, doivent être reconnues comme capables d'empêcher l'action de ces deux remèdes.

Quand il s'agit de déterminer la dose de ceux qui se trouvent indiqués par le caractère de la maladie ; quand il s'agit, par exemple, de déterminer la quantité de sang qu'il convient de tirer dans une affection inflammatoire, l'âge, le tempérament, les forces du malade, le siége ou le degré de l'inflammation, la saison de l'année, la tendance générale des maladies qui règnent en même temps, à se terminer par tel ou tel genre de crise ; toutes ces circonstances, pesées et comparées, doivent donner pour résultat, cette quantité cherchée, à laquelle on n'arrive pourtant encore que par approximation. Quand il s'agit de fixer la dose d'un vomitif ou d'un purgatif, c'est entre deux limites extrêmes, en plus et en moins, que cette dose doit se trouver. La limite en moins exprimera le terme, au-dessous duquel le remède n'a point

d'action ; et la limite en plus celui passé
lequel on ne l'a jamais employé sans inconvénient. Dans cette latitude, est nécessairement le terme cherché; et l'on s'en rappro-
chera d'autant plus, que toutes les causes
particulières qui peuvent le faire varier dans
le cas actuel, auront été évaluées avec plus
de soin et de rigueur.

Je ne pousserai pas plus loin l'examen de
ces questions importantes : j'indique des
principes généraux; je n'ai point en vue de
tracer une méthode complète pour l'étude
de la médecine. Ce sujet seroit digne, sans
doute, des méditations de nos plus grands
maîtres : mais personne ne peut le traiter en
passant et comme par occasion. Surtout il
faut bien se garder de croire l'avoir embrassé,
ou même avoir compris toute son importance et son étendue, quand on donne pour
cette méthode, un catalogue raisonné de
livres, comme celui que nous devons à
l'érudition de Boerhaave, et de son conti-
nuateur Haller.

§. XIV.

Enseignement analytique de la médecine.

Sans doute, les vues d'après lesquelles la médecine doit être réformée, sont les mêmes qui doivent diriger son enseignement : elles seules peuvent fournir un bon plan d'écoles et un bon système de leçons dans chaque partie. Un des points les plus importans est de présenter toujours aux élèves, les objets dans l'ordre le plus naturel ; c'est-à-dire, de commencer par les premiers connus, ou par les plus faciles à connoître, et de ne passer que successivement et graduellement, par leur secours, à ceux qui demandent une observation plus profonde, des sens plus exercés, ou même quelquefois de nouveaux instrumens. Il faut s'attacher à développer les idées dans l'ordre de leur génération : or, cet ordre est le même que celui dans lequel les objets en masse, et leurs parties en détail, se présentent à nous. Il faut surtout, après avoir saisi la chaîne qui les lie, la parcourir depuis le premier anneau jusqu'au dernier, en évitant de franchir tout intermédiaire que l'esprit ne sup-

plée pas aussi-tôt, et, pour ainsi dire, nécessairement.

Comme la véritable instruction des jeunes
médecins est celle qu'ils reçoivent, non dans
les livres, mais au lit des malades; non dans
une froide école, mais en présence de la
nature elle-même, c'est-à-dire à l'aspect des
divers sujets de leurs travaux : la grande influence du maître est toute entière dans la
méthode d'observation qu'il leur trace, dans
la manière dont il considère lui-même les
sujets avec eux, dont il leur fait interroger
la nature, dont il dirige leur attention et
leurs essais. Du haut d'une chaire, le professeur développe souvent en vain, dans les
meilleurs termes, les plus intéressantes vérités : l'esprit des auditeurs, engourdi dans
une attention passive, n'en garde que des
traces légères. Mais celles qu'ils ont cherchées
eux-mêmes sous sa direction, qu'ils ont
trouvées et reconnues par une suite de combinaisons actives, resteront éternellement
dans leur mémoire. Par ce moyen, les connoissances ne sont pas seulement plus nettes
et plus solides; elles ont aussi quelque chose
de plus original, de plus analogue à la tournure particulière de chaque individu : et

l'habitude de les tirer toujours des objets eux-mêmes, dégoûte l'esprit de toute autre manière de les acquérir.

Ce n'est pas cependant qu'il faille pousser jusqu'à la pédanterie, la pratique de cette méthode : elle est la meilleure et la plus sûre de former nos idées; mais elle n'est pas la seule. Assez souvent, nous recevons les impressions au hasard; les idées éparses qui en résultent vont se loger confusément dans la mémoire : elles y sommeillent, jusqu'à ce que des sensations analogues viennent les réveiller, se combiner avec elles, et que les unes et les autres s'enchaînent dans des ensembles plus ou moins généraux, plus ou moins réguliers. C'est alors que commence le travail ultérieur, qui soumet à l'examen, cette classification, quelquefois entièrement fortuite d'abord; et c'est alors seulement, que les bons esprits, en évaluant avec rigueur chacune de leurs idées, déterminent leur ordre naturel, la place que cet ordre leur assigne, et finissent par les rattacher toutes à quelques principes généraux qui leur servent de point d'appui.

Si d'ailleurs dans l'enseignement, on commence le plus souvent avec fruit par les

données , pour passer graduellement aux résultats : quelquefois aussi il convient d'énoncer d'abord les résultats , et de les appuyer par l'indication des principales données ; sauf à revenir sur ces dernières , pour
les exposer en détail, quand il sera nécessaire
de démontrer plus méthodiquement la pro-
position. Car, indépendamment de la perte
de temps inévitable qu'entraîne la méthode
des inventeurs , appliquée rigoureusement
et sans exception à tous les cas ; perte importante sous plusieurs rapports, et qui n'est
pas toujours , à beaucoup près , compensée
par des avantages certains : il arrive souvent
encore que les leçons prennent un caractère
trivial et peut-être rebutant, par l'uniformité, et (faut-il le dire ?) par la facilité même
des procédés. L'attention de l'élève qu'aucun
trait piquant, aucune difficulté ne ranime,
languit et s'éteint par les moyens même qui
devoient en faciliter l'exercice et les opérations : au lieu que le professeur qui se permet quelquefois de présenter tout-à-coup des
idées inattendues, et frappantes par leur
grandeur, ou par leur nouveauté ; qui fait
de temps en temps, disparoître quelques in-
termédiaires , pour exciter l'intérêt et piquer

la curiosité des élèves ; et qui tour-à-tour, suivant le caractère des objets, passe de l'analyse à la synthèse, de la synthèse à l'analyse, en rectifiant toujours, pour peu qu'il reste quelque doute, les indications plus hardies de celle-là, par les formes plus régulières et plus sûres de celle-ci : ce professeur tient l'esprit des élèves dans une activité plus réelle et plus constante ; donne plus d'essor à leur pensée, sans risquer de lui faire prendre une fausse route : et peut-être sa méthode est-elle aussi mieux appropriée à la nature et à la manière de procéder de l'esprit humain.

Ce ne sont point, ce me semble, comme on l'a cru trop généralement, des défauts de style qui ont empêché les ouvrages de Condillac d'obtenir, dès leur première apparition, tout le succès qu'ils méritent ; ses ouvrages sont toujours écrits avec pureté, souvent avec beaucoup d'élégance, quelquefois même d'une manière assez animée et presque brillante : mais la raison si lumineuse de cet excellent analyste ne prépare et ne réserve au lecteur, ni surprises, ni difficultés ; chaque paragraphe annonce le suivant, et la première phrase indique les autres. La peine du lecteur est tellement ménagée, qu'il finit par n'en prendre plus aucune; et l'on a si bien pensé pour lui, qu'il ne pense bientôt plus guère lui-même.

Ces réflexions ne sont peut-être pas déplacées, dans un moment où tous les amis des lumières célèbrent de concert, avec tant de raison, l'excellence et la grande utilité de la méthode analytique; où tous ceux qui s'occupent du progrès des sciences et de celui de leur enseignement, la regardent comme le seul flambeau qui puisse guider sûrement l'esprit humain, et le faire sortir pour toujours, du chaos des opinions hypothétiques; comme la seule manière, soit de cultiver, soit d'employer nos facultés intellectuelles, qui puisse introduire les habitudes du bon sens, non-seulement dans tous les travaux des savans et des penseurs, mais encore dans tous ceux des artisans et des manouvriers, dans toutes les idées, dans tous les penchans, dans tous les actes de l'homme social. Je partage entièrement cette opinion et ces belles espérances. Mais la vraie méthode analytique marche par toutes les routes qui peuvent conduire à la vérité. La plus sûre pour chaque circonstance, est celle qu'elle préfère. Souvent, elle rassemble soigneusement les données, pour en tirer les résultats : plus rarement, elle saisit ces résultats , bien sûre que les données viendront se ranger d'elles-mêmes autour d'eux. L'une et l'autre voie lui sont familières ; et le plus souvent elle procède par toutes les deux à la fois. Les personnes qui penseroient qu'elle doit toujours suivre la route des inventeurs, ne l'entendroient qu'à demi : à force de vouloir fixer le génie, ou régler son essor, elles finiroient par l'engourdir et le glacer.

Je termine ici l'exposition de ces vues générales, qui sans doute, je le répète, demanderoient encore beaucoup de développemens : mais l'étendue et l'importance de la matière m'ont entraîné déjà beaucoup au-delà du terme que je m'étois fixé ; et je ne puis me dispenser de revenir encore sur quelques objets particuliers de l'enseignement médical.

CHAPITRE IV.

Considérations particulières sur diverses branches de la Médecine.

§. I.

Anatomie.

Avant Hippocrate, l'anatomie existoit à peine. Galien prétend que les Asclépiades, dans la famille desquels la médecine fut long-temps renfermée, enseignoient à leurs élèves la structure du corps humain, par la voie indirecte des dissections d'animaux. Les leçons, dit-il, commençoient dès le plus bas âge ; et l'habitude en rendoit les objets si familiers, qu'il étoit inutile de consigner les descriptions dans des leçons écrites. Mais cette opinion, hasardée comme plusieurs autres du même auteur, est formellement démentie par Chalcidius, ancien commentateur de Platon. Chalcidius affirme qu'Alcméon, disciple de Pythagore, fut le premier qui disséqua des animaux. C'est donc à des

époques très-postérieures, qu'il faut rapporter l'usage que Galien attribue aux premiers
médecins de l'école de Cos.

On trouve, il est vrai, dans Hippocrate,
plusieurs descriptions des organes de l'homme, tracées vraisemblablement d'après ces
analogies infidèles : mais elles prouvent que
la structure des animaux étoit elle-même
alors très-imparfaitement connue : pour peu
qu'on l'eût étudiée avec quelque attention,
elle auroit suffi pour dissiper plusieurs erreurs grossières que le père de la médecine
paroît avoir adoptées avec confiance. Son
Traité du cœur est assez exact. Les admirateurs enthousiastes des anciens pourroient y
voir une espèce de pressentiment de la circulation : mais il faut avouer que ce grand
homme étoit bien un mauvais anatomiste.
Les seules parties dont il connût assez exactement la structure, étoient les os : on peut
toujours se procurer facilement des sque-
lettes humains.

Les plaies, ou les maladies qui mettoient
à nu les viscères, ou d'autres parties cachées
dans l'épaisseur des membres ; l'habitude
d'embaumer les corps, qui de temps immé-
morial, régnoit en Egypte ; enfin les rencon-

tres fortuites de corps humains, que les eaux avoient rejetés sur leurs rivages, que la fuite précipitée d'une armée vaincue avoit laissés sur le champ de bataille, ou que des accidens imprévus avoient livrés aux bêtes sauvages et aux oiseaux de proie, étoient les seules circonstances qui pussent fournir aux médecins, quelques occasions fugitives, et souvent périlleuses, d'étudier la véritable anatomie humaine. Mais le préjugé qui, d'une part, attachoit l'idée de sacrilége à l'examen trop curieux des morts, et de l'autre, celle de souillure à leur attouchement, opposoit une barrière presque invincible aux progrès de cette science. Aristote dit positivement que de son temps, on n'avoit point encore disséqué de cadavre humain.

C'est à l'époque d'Hérophile et d'Erasistrate, que ce scrupule superstitieux s'étant déjà considérablement affoibli par les lumières, on put étudier l'organisation de l'homme sur l'homme même. Le préjugé tint plus long-temps chez les Romains : ils étoient plus ignorans. Pline dit que la loi défendoit de regarder les entrailles humaines. Cependant le desir de leur conservation fut plus fort chez les empereurs, que le respect pour l'opinion publique. Ils permirent souvent aux médecins de disséquer les corps des criminels, ou ceux des ennemis. Sous Marc-Aurèle, une ordonnance leur livra ceux des Allemands. Galien qui rapporte ce fait, avoit pu disséquer plusieurs de ces corps ; et l'on devroit supposer qu'il en cherchoit les occasions. Cependant il paroît par la lecture de ses descriptions anatomiques, qu'il n'avoit fait d'autres dissections que celles de différens animaux, et surtout d'un grand nombre de singes, qu'il préféroit à cause de leur ressemblance avec l'homme : et quoique ses livres d'anatomie soient fort étendus , et pleins de bonnes choses pour le temps, on a lieu de croire qu'il n'avoit point vu par lui-même sur des cadavres humains, les objets qu'il décrit avec le plus d'attention.

L'anatomie de Galien a régné despotiquement jusqu'au temps de Vésale. Ses erreurs, qu'il étoit sans doute bien plus facile de constater dans cette partie , dont tous les objets sont palpables et fixes, que dans ceux de médecine-pratique, qui sont très-multipliés, très-délicats et très-changeans ; ses erreurs faisoient foi dans toutes les écoles. Personne n'osoit les combattre, n'osoit même

paroître soupçonner qu'elles fussent des erreurs. Vésale, foulant aux pieds cette mépri-
sable idolatrie, attaqua courageusement Galien et ses superstitieux sectateurs. La médecine lui dut, en grande partie, la marche
plus hardie et plus ferme qu'elle commença
dès-lors à prendre, et qu'elle a toujours
conservée depuis, même au milieu de ses
écarts. Mais c'est à l'anatomie surtout qu'il a
rendu des services immortels : c'est par l'heureuse audace et par les travaux de cet homme
célèbre, qu'elle se débarrassa de ses langes,
et que furent préparées toutes ces belles découvertes qui donnent maintenant à la pratique de la chirurgie, une si grande sûreté.

Depuis ce moment, en effet, les progrès de
l'anatomie ont été continuels et rapides. La
découverte de la circulation du sang; celle de
ses variétés dans l'adulte et dans le fœtus;
celle des vaisseaux du chyle, de son réservoir
et du conduit thorachique; l'appareil inconnu, dévoilé dans plusieurs organes, par les injections de Ruysch; la structure des glandes;
la marche et les fonctions des vaisseaux lym-
phatiques entrevues ; les recherches physiologiques et pathologiques sur le tissu cel-
lulaire ; les brillantes , mais trop souvent

infidèles expériences sur les parties irritables
et sensibles ; l'appareil absorbant et glandu-
laire plus exactement décrit, et ses véritables
fonctions mieux déterminées : tels sont les
fruits les plus importans du zèle infatigable
de beaucoup d'hommes laborieux, qui, par
la suite non interrompue de leurs travaux,
ont maintenant porté l'anatomie de l'homme,
peut-être jusqu'au dernier degré de perfection.

Cette science, en tant que liée à l'enseignement médical, présente différens points
de vue, sous lesquels elle mérite d'être exa-
minée. 1°. Elle fait partie des descriptions
physiques ; et elle rentre dans l'histoire naturelle proprement dite. 2°. Comme base et
texte des explications physiologiques, elle
forme une branche nécessaire de la physique animale. 3°. Enfin, servant de guide à
l'art de guérir, et surtout à sa partie chirur-
gicale, elle paroît maintenant inséparable
de la pratique, dont elle assure souvent le
succès.

Sous le premier point de vue, elle appartient à l'analyse de description : c'est une
espèce de topographie curieuse, mais inani-
mée. Sous le second, elle prend un carac-

tère plus intéressant ; et déjà elle se rapproche de la médecine et de la chirurgie. Sous le troisième, elle est à chaque instant, liée aux divers objets de leurs études ; elle s'associe à la plupart de leurs travaux, quoiqu'elle n'y joue pas toujours, sans doute, le rôle essentiel qu'on lui attribue ordinairement.

L'anatomie, considérée comme description, n'a, pour ainsi dire, point de bornes. A mesure que les objets les plus frappans sont éclaircis, d'autres moins faciles à saisir se présentent ; de nouveaux mondes s'ouvrent devant nous ; et les bornes de l'horizon reculent toujours, au moment que nous croyons les atteindre. Cependant, pour faire encore de grandes découvertes en anatomie, il faudroit inventer maintenant des instrumens plus parfaits, ou quelque méthode qui, semblable à celle des injections, pût grossir et développer les parties dont la structure échappe à nos moyens actuels. Ainsi, par exemple, la fabrique intime du cerveau ne paroît guère pouvoir être démêlée, ni par le scalpel, ni par nos microscopes ordinaires, ni par les injections, telles du moins qu'elles se pratiquent encore aujourd'hui. Mais heureusement cette fine anatomie est plutôt un objet de curiosité physique, que d'utilité médicale. Quoiqu'on ne doive point la bannir ; quoique même il ne soit pas impossible qu'on en retire un jour quelque avantage , elle est parfaitement inutile aujourd'hui ; et nous sommes portés à croire qu'on pourroit s'en passer toujours.

L'anatomie physiologique est plus bornée que celle de description : cependant elle l'est encore moins que l'anatomie thérapeutique. L'explication des différentes fonctions vitales , fondée sur la structure même des organes qui les exécutent, a déjà fait, et promet de faire encore des progrès. Mais c'est moins l'anatomie proprement dite , qu'une suite de bonnes observations faites sur le vivant qui nous manque. Nous connoissons très-bien l'organisation de différentes parties dont les usages nous sont entièrement inconnus. Les expériences à faire pour en suivre l'action , sont en général difficiles ; quelques-unes même semblent impossibles, du moins avec nos moyens actuels : et quant à cette anatomie que j'appelle thérapeutique, qui est celle dont l'art de guérir fait une application journalière , elle se renferme dans les limites les plus étroites. L'opinion contraire , assez généralement répandue , tient peut-être à la fois , aux préjugés de l'ignorance , et à ceux d'un savoir acquis par des travaux pénibles et rebutans. La structure , la situation et les connexions des viscères , la distribution des principaux troncs des vaisseaux et des nerfs , la forme et la disposition des os , les attaches des muscles , les expansions des aponévroses , et peut-être encore quelques menus objets, non moins faciles à saisir : voilà ce que le médecin a besoin de bien connoître. Peut-être même seroit-il permis d'ajouter que la délicate anatomie est bien rarement utile pour les opérations chirurgicales : j'oserois en appeler sur ce point, à la bonne foi des chirurgiens-anatomistes les plus éclairés.

Chaque démonstrateur a son ordre et sa méthode d'enseignement. Toute méthode et tout ordre sont bons ici , pourvu qu'ils soient clairs. Quand il ne s'agit que d'une simple exposition de formes , il n'importe guère , du moins ordinairement , qu'on commence par une face plutôt que par l'autre. En étudiant la géographie , on peut partir indifféremment de tel point , ou commencer par tel pays qu'on juge à propos : il suffit que la mémoire retienne bien le tableau des lieux et de leurs situations respectives. Il en est à-peu-près de même pour l'anatomie. Cependant la manière dont la nature nous y montre les objets, n'est pas entièrement fortuite ; et peut-être si l'on se donnoit la peine de la mieux observer, verroit-on qu'il n'est pas permis de l'intervertir, en les offrant à l'observation des élèves. Winslow, dans son exposition anatomique, semble n'avoir pas ignoré cette manière plus naturelle dont les objets s'offrent à nous. Lieutaud, qui fut un homme de bon sens, et même de quelque esprit, quoique d'ailleurs ses deux précis de matière médicale et de pratique, soient au-dessous du médiocre ; Lieutaud avoit porté ses vues plus loin. Il avoit voulu, dans son anatomie, décrire les objets précisément comme pourroit les chercher et les découvrir l'inventeur même de la science, en supposant qu'un seul homme fût capable d'en suivre tous les travaux, et d'en faire toutes les découvertes. Cette vue étoit belle ; mais l'auteur en a manqué totalement l'exécution. Quelque anatomiste de talent, plus au fait des méthodes philosophiques, peut s'en em-

parer encore ; et c'est à lui seul qu'elle ap-
partiendra véritablement alors : car ici, pro-
jeter est peu de chose ; bien exécuter est
presque tout (1).

En attendant, il est facile de prédire d'autant plus de succès aux démonstrateurs,
qu'ils se rapprocheront davantage dans leur
enseignement, de la méthode particulière
que cette vue indique, et qui n'est elle-
même qu'une branche de la méthode générale dont nous avons parlé tant de fois.

L'anatomie la plus intéressante sans doute,
est celle qui a pour objet de rechercher dans
les lésions organiques, la cause, aussi bien
que le siége des maladies ; c'est la véritable
anatomie médicale. Elle redresse beaucoup
d'erreurs, dissipe beaucoup de préjugés, et
devient d'autant plus utile à la pratique,
qu'elle est souvent plus dangereuse pour la
vanité des praticiens. Qui ne sent, au premier aspect, tous les avantages attachés à
l'exacte comparaison des phénomènes de la

-----

(1) Quand j'écrivois ceci, l'Anatomie de mon ami
Boyer n'existoit pas encore. Sous le point de vue dont
je parle, ce grand chirurgien n'a laissé rien à faire après
lui.

maladie, ou des révolutions qu'elle peut avoir éprouvées, avec l'état où se trouvent après la mort, les parties qui paroissent avoir été le siége du mal, et quelquefois celles qui n'avoient offert aucun signe d'altération? Qui ne voit que la physiologie peut, comme la pratique, en tirer une foule d'observations importantes et de résultats curieux?

Cependant, si rien n'est plus évident et plus certain que l'état où se présentent les organes, rien souvent n'est plus infidèle et plus trompeur que les conclusions qu'on seroit tenté d'en déduire. Souvent il est assez difficile de bien tracer le terme précis qui sépare l'état naturel d'une partie, chez l'individu dont on examine le cadavre, de l'état où la maladie seule a pu l'amener. Ce que nous attribuons à la maladie dont il est mort, peut tenir à des vices primitifs, ou à des particularités d'organisation ; d'anciens désordres de la santé peuvent en être cause : enfin, les altérations qu'on découvre dans les inspections cadavériques, sont très-souvent le produit immédiat de la mort elle-même. Il faut beaucoup d'attention et de sagacité, il faut surtout pouvoir comparer beaucoup d'observations du même genre, pour bien apprécier la valeur de chacune, pour fixer avec exactitude, et les circons- tances qui peuvent les rapprocher, et celles qui les distinguent. Cette partie de la méde- cine offre encore, même après les beaux recueils faits par Bonnet, Morgagni, Lieu- taud et Portal, un vaste champ au zèle et à l'activité des anatomistes et des praticiens : elle ne peut être complétée que par une lon- gue suite de travaux.

Une autre anatomie, non moins intéres- sante peut-être, et presque entièrement neuve, seroit celle qui considéreroit les chan- gemens survenus, soit aux différentes épo- ques de la vie dans l'état de santé, soit aux différentes périodes des maladies, aiguës ou chroniques ; changemens que la mort, cer- tains accidens, ou les révolutions de la vie, peuvent faire disparoître. Ce seroit une sorte d'anatomie vivante, bien digne de toute l'at- tention des médecins philosophes. Les diffi- cultés attachées à ce genre de recherches, ne doivent pas les décourager : de grandes et belles vérités en seront le prix.

§. II.

Physiologie.

PLUSIEURS branches de la physiologie ont fait des progrès véritables dans ces derniers temps. Il y a loin, sans doute, du traité *De usu partium* de Galien, aux écrits de Staalh, d'Hoffmann, de Boerhaave, d'Hamberger, de Robert Whitt, de Haller, de Cullen, de Bordeu, de Fouquet, de Grimaud, de Dumas et de Richerand. Le mécanisme des organes est en général connu : leurs fonctions sont assez bien déterminées ; et ce chaos de causes occultes, dont les explications des anciens étoient obscurcies, fait place, tantôt au doute philosophique, tantôt à des théories savantes, qui, si elles souffrent encore des difficultés, se rapprochent du moins par un langage tous les jours plus exact, des autres parties de nos connoissances. Une foule de faits précieux ont été recueillis sur la sensibilité générale, sur ses modifications dans les divers organes, sur les communications qu'elle établit entre eux. On a fait quelques pas dans l'explication des mystères de la digestion, de la sanguification , de la génération. Si la cause du mouvement musculaire et les moyens in-times et directs par lesquels il s'exécute , res-tent encore enveloppés d'un voile qui paroît impénétrable , on sait du moins que ce mou-vement est fortifié ou débilité, qu'il s'accélère ou se ralentit , se ranime ou s'éteint, suivant certaines loix. Ces loix ont été découvertes et constatées par une suite d'observations bien faites : on a reconnu dans certains agens, la faculté de produire ces divers effets; et l'on a soumis au calcul médical , l'énergie des forces motrices, et celle de ces mêmes agens qui sont capables de les modifier. Presque tous les phénomènes de la vision se démontrent mathématiquement : l'œil n'est plus, en quelque sorte , qu'un instru-ment de dioptrique. Le rapport constant entre l'état des solides et celui des fluides s'est manifesté dans les expériences les plus délicates , comme dans les faits les plus appa-rens. Quelques faits incontestables ont fourni plusieurs brillans apperçus touchant la res piration et la formation de chaleur animale; d'autres semblent encore, il est vrai, com-battre , ou du moins limiter, les conclusions un peu trop étendues, ou trop hâtives, qu'on a voulu déduire des premiers : mais on a recueilli du moins quantité d'observations et d'expériences curieuses ; et les points de vue différens sous lesquels on les rapproche tour-à-tour, nous laissent entrevoir dans un avenir peu éloigné, des résultats plus certains. Enfin, la nature et la combinaison des élémens qui entrent dans les parties animales, sont devenues le sujet des recherches les plus ingénieuses ; et l'on peut espérer que ces recherches jetteront, dans la suite, quelque jour sur plusieurs phénomènes de la vie, et particulièrement sur ceux qui suivent, plus ou moins, immédiatement la mort.

Il faut avouer cependant que les traits caractéristiques de la maladie et de la santé ; que les loix générales des phénomènes vitaux ; que ces relations merveilleuses établies entre les différentes parties du systême, relations dont la pratique emprunte tant de vues heureuses ; en un mot, que les affections, et, si l'on peut s'exprimer ainsi, que les mœurs de la nature vivante avoient été déjà bien observées et décrites par les anciens. En effet, pour peu qu'on soit versé dans la lecture de leurs écrits, on ne peut méconnoître la solidité des principes de théorie et des règles de pratique que ces contemplateurs attentifs de la nature avoient tirés de leurs observations : et peut-être depuis Hippocrate, les hypothèses adoptées successivement sur la physique animale, ont-elles été plus nuisibles, en général, aux progrès ultérieurs et durables de la médecine, qu'utiles à la gloire éphémère de leurs auteurs.

Les explications des anciens, quoique formées sur la simple observation de l'homme sain ou malade, sans le secours de l'anatomie, des connoissances physiologiques qui lui sont dues, des expériences dont l'art étoit presque entièrement ignoré de leur temps, et des sciences collatérales qui nous prêtent sans cesse, ou des lumières directes, ou des instrumens nouveaux ; ces explications n'ont pas toujours été remplacées d'une manière fort heureuse. Il en est plusieurs qui reparoissent, de temps en temps, avec éclat, et qui semblent devoir survivre à toutes celles qui les ont renversées : il en est où le sceau de la nature paroît si fortement empreint, que chaque nouveau progrès de la science les confirme : il en est enfin que le bon esprit des pères de la médecine avoit laissées dans le vague, et qu'après tant d'efforts inutiles pour leur donner plus de précision, l'on doit peut-être considérer comme devant y rester toujours. Car les termes plus rigoureux, employés par la science moderne, n'en sont que plus vicieux, quand ils établissent comme certains, des rapports qu'on n'a point reconnus par des examens attentifs.

Voilà ce qu'une bonne physiologie doit exposer courageusement et sans détour.

Peut-être aussi n'est-il pas inutile d'insister sur les raisons qui, malgré la supériorité des lumières de notre siècle, font que si souvent les anciens sont au-dessus de nous, dans les sciences, ou dans les arts de pure observation. En se dépouillant de tout préjugé, ne pourroit-on pas croire que c'est au sentiment de confiance que notre supériorité nous inspire, à la facilité de nous procurer des livres sur tous les sujets, à l'habitude d'y puiser presque toutes nos connoissances, qu'il faut attribuer ce défaut de profondeur, d'originalité, de vérité frappante dont offrent trop d'exemples les observateurs modernes? Une grande partie de leur temps étant employée à chercher dans les livres, ce que les vrais observateurs ont vu

dans la nature, ils voient moins eux-mêmes :
ce qu'on n'arrache qu'avec tant de peine à
cette nature rebelle, on le trouve si facilement dans les livres ! et les avantages,
d'ailleurs si grands, qui résultent de la
prompte communication des idées et des
différens travaux, n'empêchent pas que l'esprit, en gagnant pour l'étendue, à ces vastes
lectures, n'y perde souvent dans le même
rapport, pour l'attention ; que la mémoire
des signes ne soit surchargée aux dépens de
celle des sensations ; qu'en un mot, on ne
néglige souvent ce qui est, et ce qui peut
être vu, pour suivre ce que les autres ont
pensé, ce qu'ils ont dit.

Le tableau raisonné des fonctions est l'objet principal de la physiologie ; ou plutôt
c'est la physiologie elle-même. Il suffit encore ici, que les principes, ou les vues soient
présentées dans un bon ordre, et toujours
comme conclusions de l'ensemble des faits
observés. Le choix des fonctions, ou des phénomènes par lesquels on doit commencer,
est peut-être assez arbitraire ; quoiqu'il y ait
sans doute en cela, comme en tout, un
ordre qui peut être appelé *naturel*, parce
qu'il est celui qui enchaîne le mieux les

idées. Différentes méthodes factices ont été mises en usage avec succès. Plusieurs paroissent presque également bonnes. En effet, dans l'économie animale, tout se tient et se lie ; de sorte qu'il n'y a point de fait qu'on puisse regarder comme le premier, ou comme le dernier. La circulation dépend de l'action des nerfs ; l'action des nerfs dépend, à son tour, de la circulation. La respiration est nécessaire à toutes deux ; et sans le concours de toutes deux, la respiration ne peut s'exécuter.

Si l'on veut classer les objets d'après les différences et la division des parties, on n'est pas plus avancé ; on retrouve par-tout des parties de tous les ordres et de tous les genres, qui entrent comme élémens, dans les divers organes. Les muscles contiennent des artères, des veines, des nerfs ; les tuniques des artères présentent des nerfs, des veines et vraisemblablement aussi des fibres musculaires (1) : ainsi du reste. C'est, suivant

____

(1) L'analogie des grands animaux, dans lesquels elles sont évidentes, autorise à penser que ces fibres existent également, mais trop déliées pour être apperçues, dans les artères du corps humain.

l'expression d'Hippocrate, un cercle où l'on ne reconnoît ni commencement ni fin : et comme il importe peu, quand on trace un cercle, de faire mouvoir à partir d'un point, plutôt que d'un autre, l'extrémité du rayon dont la révolution complète autour du centre, doit décrire la circonférence ; de même peut-être doit-il être permis à chacun de suivre en physiologie, l'ordre d'après lequel il conçoit le mieux les objets, et qui les grave le plus distinctement et le plus fortement dans son souvenir. Il est cependant assez facile d'appliquer à cette étude, comme à toutes les autres, la méthode naturelle d'observation ; celle où l'on commence par les objets qui s'observent les premiers, par les phénomènes les plus apparens, pour passer, par degrés, du plus connu au moins connu ; et toujours ainsi, de proche en proche, jusqu'aux objets les plus éloignés, ou les plus délicats, qui sont aussi, par conséquent, ceux que la nature offre les derniers à nos regards et à notre examen.

§. III.

Relations de la Médecine avec la Morale.

ON commence à reconnoître aujourd'hui, que la médecine et la morale sont deux branches de la même science, qui, réunies, composent *la science de l'homme*. L'une et l'autre reposent sur une base commune ; sur la connoissance physique de la nature humaine. C'est dans la physiologie, qu'elles doivent chercher la solution de tous leurs problêmes, le point d'appui de toutes leurs vérités spéculatives et pratiques. De la sensibilité physique, ou de l'organisation qui la détermine et la modifie, découlent, en effet, les idées, les sentimens, les passions, les vertus et les vices. Les mouvemens, désordonnés ou réguliers de l'ame, ont la même source que les maladies ou la santé du corps : cette véritable source de la morale est dans l'organisation humaine, dont dépendent, et notre faculté, et notre manière de sentir. Là, sont écrits en caractères ineffaçables, des mains même de la nature, ces principes éternels, seul fondement solide de nos droits et de nos devoirs. L'égalité, la liberté, la vertu, le bonheur, enchaînés étroitement l'un à l'autre, se confondent, en quelque sorte, avec notre existence : l'oppression, les préférences iniques, le vice, le malheur, également inséparables et liés, comme dans un invincible et fatal systême, dépendent toujours d'atteintes évidentes et directes portées à notre nature ; de la subversion des rapports qu'établit entre l'homme et ses semblables, leur commune organisation.

Au bon usage de nos facultés ; au respect de cette voix intérieure, qui parle toujours assez haut, quand on veut l'entendre ; à l'observation scrupuleuse et réfléchie de cette direction spontanée que prennent sur les objets les plus simples, nos impulsions natives immédiates ; en un mot, à l'habitude de l'attention et de la réflexion sur soi-même et sur les autres, sur ses propres sensations et sur leurs objets, se lient les sentimens généreux, les idées grandes et les idées justes, la raison et la vertu. Au mépris de cette voix, véritablement divine ; à l'abus des dons de la nature ; à l'oubli stupide des loix éternelles qui régissent, et l'univers, et nous-mêmes, tiennent aussi toutes les erreurs, tous les vices, tous les forfaits. Il est important, il est nécessaire de faire sentir ce rapport constant des différens états physiques, avec les différens états moraux. C'est en montrant comment les sensations s'aiguisent, ou s'émoussent ; comment les idées s'élèvent et s'agrandissent, ou rampent et s'éteignent ; comment les passions naissent, se développent, acquièrent une énergie qui renverse tous les obstacles, ou restent dans l'engourdissement, ou y retombent après en être sorties par quelques secousses impuissantes, et se glacent sans retour : c'est en saisissant, pour ainsi dire, toutes ces rênes invisibles de la nature humaine, qu'on peut se flatter de la conduire par des routes sûres, vers le bonheur : c'est par ce moyen, que, non-seulement on transforme sans peine le bon sens en habitude, la morale en besoin ; mais qu'on peut agrandir toutes les facultés de l'homme, épurer et multiplier toutes ses jouissances, et satisfaire sur des objets réels, cet instinct inquiet qui l'entraîne sans cesse hors de lui-même, ce desir insatiable d'impressions nouvelles, qu'effraient les bornes de l'espace et de la durée : c'est ainsi que, dans son étroite et courte existence, l'idée et la certitude d'un perfectionnement, toujours

Y

progressif, toujours illimité, peuvent lui faire embrasser en quelque sorte l'infini.

La nécessité de chercher dans la connoissance de l'homme physique, les moyens de diriger et de perfectionner la nature humaine, devient évidente par la considération des rapports qui lient au développement de certains organes, la formation, souvent presque subite, de certains penchans, et du genre d'idées qui s'y rapportent ; par l'étude approfondie des effets moraux de certaines habitudes de régime, de certaines maladies, de certaines dispositions primitives de l'organisation, ou de certains états accidentels du système vivant.

Voyez cet enfant que la légèreté de ses goûts fait passer rapidement par toutes les impressions, qu'elle emporte sans cesse d'objets en objets : ses mœurs incertaines, ses idées vives, mais sans suite, ne sont-elles pas, si l'on peut s'exprimer ainsi, l'image fidèle de la manière dont la nature ébauche en lui, la vie ; de ces digestions promptes, mais imparfaites, de ce pouls vif, inégal, irrégulier ? L'empreinte de l'enfance physique ne se retrouve-t-elle pas dans tous les traits de l'enfance morale? et celle-ci peut-elle être modifiée par des moyens qui n'agissent point directement, sur les fonctions des organes et sur la marche des mouvemens vitaux?

Cet adolescent, poursuivi par une vague inquiétude, sans cesse plongé dans des rêveries sans objet, ému jusqu'aux larmes par les moindres impressions, commence à trouver dans son imagination des tableaux, et dans son cœur des penchans inconnus. En même temps que le foyer des passions s'allume dans son sein, que son ame, s'attachant à tout ce qui l'entoure, s'élance encore vers des objets ignorés, sa stature, ses traits, son air, ses regards, le son de sa voix prennent un autre caractère. Sa démarche est plus ferme, plus impétueuse; sa physionomie, presqu'aussi mobile, devient plus animée: ses joues se peignent rapidement d'un vif incarnat; ses yeux expriment, à la fois, et les desirs, et l'ignorance, ou l'incertitude de leur but. C'est alors seulement, que la nature le rend sensible aux accens passionnés; qu'en les faisant retentir dans son cœur, elle lui en enseigne l'art et l'usage. Ses penchans, ses idées, ses dispositions physiques, tout n'est-il pas d'accord? et les grands changemens qui viennent d'en faire un être si nouveau, ne dépendent-ils pas uniquement de la maturité d'un systême d'organes presqu'inertes jusqu'alors, et qui presque toujours avoient à peine attiré son attention (1) ?

Peut-être cette époque a-t-elle quelque chose de plus important et de plus décisif encore chez les filles. Les rapports du moral avec le physique, sont marqués chez elles, par des traits plus légers et plus fins en apparence, mais, en effet, plus caractérisés et plus profonds. Une jeune fille dont les organes commencent à secouer le sommeil du premier âge, ne fait pas un mouvement, ne dit pas un mot, ne lance pas un regard qui conserve le caractère de l'enfance : les observateurs attentifs en sont toujours frappés. De la timidité, de l'embarras, des caprices qui se déguisent vainement ; l'incertitude et le vague des regards, remplacés par une expression qui veut n'être pas apperçue, par une flamme qui éclate d'autant

______

(1) Je dis, *presque toujours,* parce que je parle de la race humaine en général. Dans l'ouvrage intitulé : *Rapports du physique et du moral de l'homme,* toutes ces idées sont développées avec plus de détails : voyez en particulier le Mémoire *sur l'influence des sexes.*

plus, qu'elle se déguise et se voile avec plus d'effort et de soin : toutes ces circonstances réunies ne laissent aucun doute sur la révolution qui vient de s'opérer, sur cet acte important de la nature, qui présage et prépare des changemens, et des actes plus importans encore et plus nécessaires à l'accomplissement de son plan total. Ce sein, dont les ondulations peignent souvent les mouvemens du cœur, et qui ne paroît d'abord que l'objet de doux desirs, se trouve déjà disposé, d'après les loix admirables des choses, à préparer l'aliment du nouvel être que ces mêmes desirs ont pour but d'appeler à la vie. Un systême entier d'organes, foyer des penchans les plus vifs, et dont l'influence ne modifie pas seulement toute l'économie animale, mais développe en outre tant d'idées nouvelles, tant de sentimens moraux ignorés, n'est pour la nature, que le moyen par lequel elle assure la durée indéfinie du genre humain.

Voyez également comme dans l'âge mûr, la régularité du pouls, l'énergie constante des fonctions, l'opiniâtreté des maladies correspondent avec des goûts plus uniformes, avec des idées plus fixes, avec des passions moins vives, mais plus profondes et plus ineffaçables.

Voyez enfin si le corps glacé du vieillard, cette circulation régulière, mais lente, ces sensations émoussées et comme enfantines, ces maladies, presque toujours pituiteuses, et pour lesquelles la nature semble n'oser entreprendre de crises, ne sont pas l'emblême fidèle de cet esprit tardif et sans chaleur, de ces goûts puérils et sans énergie, de cette répugnance à former des entreprises que l'individu n'espère pas de pouvoir terminer. En un mot, l'état physique du vieillard n'est-il pas l'annonce et l'image d'une ame, qui se concentrant par degrés en elle-même, se prépare à cesser d'être, par le plus funeste de tous les sacrifices, le détachement de ses affections ?

Dans les différens asyles où la société recueille la démence ; dans ceux où les loix enchaînent le crime, qui n'est lui-même qu'une démence d'un autre genre, vous trouverez des preuves, plus frappantes encore peut-être, de ces rapports constans entre le physique et le moral. Vous y remarquerez bientôt que certaines dispositions organiques, manifestées par les formes extérieures, par les traits, par la physionomie, accompagnent toujours les habitudes coupables et les écarts de la raison. Vous reconnoîtrez avec la satisfaction d'un ami des hommes, que ces deux espèces de désordres se confondent souvent, et qu'ils sont toujours plus ou moins liés entr'eux.

Je me borne à ces observations principales, dont les objets se trouvent sous les yeux de tout le monde, et qui peuvent être faites à tout instant (1).

Le physiologiste ne sauroit donc se dispenser à l'avenir, de recueillir soigneusement tous les faits que l'étude de l'homme, dans l'état de santé et de maladie, peut fournir sur cette matière : leurs résultats doivent servir de fondement à toutes les sciences morales. Désormais, qui pourroit entreprendre de traiter les sujets qui s'y rapportent, sans connoître d'une manière exacte et détaillée la liaison des bonnes ou des mauvaises habitudes physiques, avec les bonnes ou les mauvaises habitudes de l'in-

____

(1) Ce sujet a été traité fort au long dans l'ouvrage que j'ai cité plus haut, et qui lui est spécialement consacré. (Voyez *Rapports du physique et du moral de l'homme.*)

telligence et de la volonté ? C'est par-là seulement, qu'on peut apprendre à perfectionner les unes par les autres : c'est d'après ces données, qu'on est en état de tracer les règles de ce perfectionnement ; soit qu'on ne s'adresse qu'aux individus, pour leur enseigner l'art d'augmenter leur propre bonheur ; soit qu'on indique aux sociétés tout entières, par quels moyens elles peuvent faire éclore au milieu d'elles, tous les biens de la destinée. C'est enfin d'après ces considérations, qu'on peut tracer avec certitude, le tableau d'une prospérité toujours croissante, dont les penseurs et les philanthropes n'ont peut-être fait encore qu'entrevoir la possibilité, sans se faire une idée complète des moyens qui doivent y conduire la race humaine.

La méthode empirique rationnelle, qui rassemble les faits pour les classer, en indiquant les loix de leurs rapports, trouve son entière application dans la physiologie. Beaucoup d'observations sont déjà faites ; il suffit de les enchaîner dans un ordre naturel. D'autres restent encore à faire ; on peut quelquefois les indiquer d'avance. Il importe surtout de bien déterminer dans quel esprit et par le secours de quels procédés, toutes

les recherches de ce genre doivent être faites,
pour l'être avec fruit, et tous les résultats
tirés, pour l'être avec certitude ; à quels caractères on peut directement reconnoître la
solidité de ces résultats ; et comment il convient de les lier à ceux qui forment déjà la
base, ou les principes de la science, afin
qu'ils s'éclairent et se rectifient mutuellement.

§. IV.

Pathologie, Séméiotique, Thérapeutique.

L a pathologie, ou la connoissance des
affections morbifiques ; la séméiotique, ou
la connoissance des signes ; la thérapeutique,
ou l'art de tirer de l'une et de l'autre, des
plans de traitemens, forment ensemble, la
partie pratique de la médecine.

La multiplicité des matières, peut - être
aussi l'idée qu'en divisant et distinguant toujours, on devoit arriver à les simplifier, à
les éclaircir, à faciliter leur étude, engagea
souvent les scolastiques à séparer ce qui ne
devoit point l'être ; en même temps que
d'autres raisons, aussi peu réfléchies, les portoient plus souvent encore, à confondre des
objets qui n'avoient aucun rapport entr'eux.

Il est évident que l'exposition descriptive et historique d'une maladie , le tableau des signes qui la caractérisent, et la méthode de lui appliquer les moyens curatifs, sont absolument inséparables ; ou , pour parler plus exactement, cette méthode ne peut être fondée que sur ce tableau fidèle et sur cette exposition détaillée.

Cependant, l'usage a prévalu dans les livres systématiques : la division dont je parle est observée encore avec assez de rigueur ; et personne ne se demande si elle est dans la nature , ou s'il résulte des avantages réels de son emploi.

Vers le milieu de ce siècle, Sauvages, en classant les maladies, à la manière dont les botanistes classent les plantes, a porté dans la pratique, un quatrième chef d'enseignement : il lui a donné le nom de *Nosologie*. Sagar , Linné , Vogel et Cullen ont donné depuis, des Nosologies tracées sur des plans particuliers. Dans chacun de ces systêmes, les maladies sont rangées d'après les ressemblances que l'auteur leur suppose. L'art en lui-même , ni la méthode de son enseignement n'ont peut-être pas gagné beaucoup à ces classifications : mais des tableaux, si bornés pour l'espace qu'ils occupent, si vastes par la matière qu'ils embrassent, et dans lesquels les principaux objets de la science peuvent être parcourus, d'un seul coup d'œil, persuadent facilement au lecteur, qu'il connoît ces objets, parce qu'il en sait le titre, ou la définition ; aussi réussissent-ils toujours.

Au reste, l'idée des classifications de maladies est due à Sydenham. L'opinion de Boerhaave a singulièrement encouragé Sauvages dans son travail : et les successeurs, ou les imitateurs de ce dernier, ont cru perfectionner d'autant plus sa méthode, qu'ils l'ont réduite à n'être qu'une aride nomenclature, et que le lecteur cherche vainement chez eux, les savantes discussions du professeur de Montpellier.

Sydenham desiroit des tables qui, sous chaque titre, pussent lui rappeler ses propres observations, et celles d'autrui ; qui lui remissent sous les yeux, les histoires correspondantes des maladies et des traitemens. Rien ne paroît plus sage et plus utile, au premier aspect. Mais cet excellent esprit ne faisoit pas attention que chaque médecin ne peut guère dresser sur ce plan, de bonnes

tables que pour lui-même. En se transmet-
tant, les indications se dénaturent toujours.
Un praticien ne fait de peintures exactement
vraies, que pour ceux qui ont reçu les
mêmes impressions que lui, en présence
même des objets : par conséquent, la fausse
application que font de ces idées, les lecteurs qu'une longue habitude d'observer la
nature n'a pas familiarisés avec tous les phénomènes, et qui n'en sont pas venus au
point de pouvoir reconnoître, comme disoient les anciens, *le lion à l'inspection
de l'ongle* (ex ungue leonem) ; cette
fausse application des idées les plus justes,
devient chaque jour, une féconde source
des plus grossières erreurs.

La pathologie scolastique s'est perfectionnée par degrés, entre les mains de quelques professeurs, faits pour porter la méthode dans les classifications d'ailleurs les
plus factices. Parmi les écrits publiés sur
cette matière, et tracés dans cet esprit systématique, l'un des plus estimés est celui de
Gaubius, élève de Boerhaave, et célèbre par
beaucoup de travaux utiles, ou savans. Mais
la vraie pathologie se trouve surtout dans les
écrits des anciens, auxquels un petit nombre

d'observateurs modernes ont fait quelques heureuses additions. Hippocrate, Arétée, Alexandre de Tralles, Aëtius, Paul d'Egine, Galien, et deux ou trois médecins arabes, nous ont laissé les tableaux les plus exacts que l'art possède encore : aucun homme de bonne foi ne peut en disconvenir; et leurs règles générales de traitemens, tirées, du moins en général, du sein même de la nature, n'ont pas moins droit de nous étonner par la grandeur des vues qu'elles supposent, que par leur sagesse et par leur éternelle vérité.

La pathologie des anciens, est toujours identifiée avec leur séméiotique. Quelquefois, ils isolent leurs histoires des maladies de celles des traitemens : mais, pour l'ordinaire, leurs traitemens, appuyés sur l'une et sur l'autre, les éclairent d'une lumière nouvelle, que la seule observation des mouvemens spontanés de la nature est loin de pouvoir fournir toujours.

Les travaux des anciens ont été résumés dans plusieurs écrits modernes. Le petit tableau des maladies de Lommius, présente en raccourci, ce que Sennert et Riviere abrégent, il est vrai, mais cependant exposent plus en détail. Duret, Houiller, Bail-

lou , Jacot, Prosper Martian , Piquer et quelques autres l'expliquent et le fortifient de
beaucoup d'observations qui leur sont propres. Ces monumens élevés à la gloire de
l'antiquité, sont encore aujourd'hui , féconds
et riches en solide instruction. Leur lecture
est fort utile ; celle surtout du petit tableau
de Lommius est une des plus profitables que
puissent faire les jeunes médecins. En y
joignant le Traité *de præsagiendâ vitâ vel
morte* de Prosper Alpin , et quelques livres
du *Methodus medendi* de Galien , on n'auroit pas seulement la pathologie et la séméiotique des anciens bien complètes ; on
auroit aussi l'ensemble des dogmes que leur
pratique a consacrés (1).

Les abréviateurs et les classificateurs, en
offrant le résultat de beaucoup d'observations , ne nous dispensent pas toujours de

______

(1) Je ne parlerai point ici , de plusieurs écrivains et
professeurs modernes qui se sont occupés de porter la
réforme dans la pathologie : mais je ne puis passer
sous silence notre excellent Pinel , dont la Nosogra-
phie n'est pas seulement un des plus heureux essais
de classification, mais encore , dans presque toutes ses
parties, un *compendium* exact et complet de médecine
pratique.

les étudier elles-mêmes. Celles des anciens,
rapprochées en général, avec plus de génie
dans leurs propres ouvrages, se lient facilement aux vues sommaires qu'ils en avoient
déduites : et la mémoire les reçoit et les re-
tient avec d'autant plus de facilité, qu'elles
sont le produit du véritable empirisme rationnel. Rarement celles des modernes ont-
elles ces caractères heureux. Peut-être cela
vient-il de ce que les objets les plus importans avoient été déjà saisis et peints à grands
traits ; peut-être aussi cet éminent esprit
d'observation qui respire dans Hippocrate,
dans Arétée et dans quelques autres, a-t-il
été moins aiguillonné parmi nous, par les
circonstances physiques et politiques ; et
peut-être enfin les hommes du nord et de
l'occident de l'Europe, ont-ils réellement
moins de sagacité que ceux de la Grèce, de
l'Asie mineure, et des îles de l'Hellespont.

Quoi qu'il en soit, nos meilleures observations sont encore éparses ; et les
livres dogmatiques qui les résument, ne dispensent pas de recourir aux observateurs
originaux. Il faut lire beaucoup de volumes
pour recueillir ces tableaux divers ; et l'érudition qui fortifie quelques têtes robustes,

mais qui le plus souvent étouffe les intelli-
gences communes, est encore d'une indispensable nécessité pour les médecins.

Sans doute, un des principaux objets que
doivent avoir en vue les hommes dignes de
concourir à la réforme de la science, est de
chercher à la mettre, autant qu'il est possible, à la portée de tous les esprits ; de la
débarrasser à la fois, et de son faux jargon,
et de son attirail scientifique. Il est temps
de faire le recensement et le choix des vérités : il est temps aussi de faire le choix des
livres. Tous ceux qui ne sont pas véritablement originaux, ou directement instructifs
par la méthode d'exposition, doivent être
soigneusement parcourus : il faut en extraire
tout ce qu'ils peuvent contenir d'utile; et les
mettre ensuite de côté, peut-être pour toujours. L'inventaire de nos connoissances
étant bien fait, leur histoire rapidement ex-
quissée, et la route des grandes découvertes
tracée avec exactitude, les bons esprits, sans
s'épuiser en lectures infertiles et fastidieuses,
doivent employer désormais à consulter la
nature, une grande partie du temps qu'ils
emploient maintenant encore, à consulter les
livres : et formés par l'étude de ceux en petit

nombre qui sont véritablement capables de fortifier, d'agrandir et de diriger leur jugement, ils ne peuvent trop se hâter de se mettre, pour ainsi dire, aux prises avec les objets même de leurs travaux.

Dans l'étude de la pratique, où les phénomènes et les points de vue sont si variés et si féconds, ce parti sans doute est bien plus indispensable : il y seroit aussi bien plus avantageux encore. Les lectures des jeunes praticiens peuvent se réduire à quelques livres originaux, et à des recueils d'observations bien choisies et bien ordonnées. Ces lectures doivent être faites, en quelque sorte, au lit des malades. Ce sont les faits nouveaux, offerts par la nature, qui leur servent de commentaire. Le rôle du professeur se borne à bien indiquer et à fixer les objets qui doivent être examinés et reconnus ; à les montrer à l'élève, sous le point de vue convenable ; à lui tracer une bonne méthode d'observation et d'examen.

Les médecins de Cos, qui ne faisoient pas tant de divisions inutiles, qui ne croyoient pas que l'art pût consister dans ces vaines et subtiles classifications, étoient bien loin d'imaginer que l'histoire des maladies, la connoissance des signes et la science des indications pussent être distinguées et traitées à part : ils pensoient encore moins que la médecine-pratique, dont elles sont, pour ainsi dire, les membres indivisibles, pût s'enseigner du haut d'une chaire, loin des objets sur lesquels elle doit agir.

L'enseignement médical se compose de matières différentes en elles-mêmes, mais différentes aussi par la manière dont elles veulent être exposées. Quelques-unes se développent bien dans des leçons écrites, ou dans les savantes conversations d'un bon professeur. Les livres, préférables en général, pour ce genre d'instruction, le cèdent pourtant, sous certains rapports, à des tableaux que l'accent de la voix, et souvent l'aspect des auditeurs, rend plus animés ; à des explications qui, plus étendues, sans que les longueurs en deviennent fatigantes, se proportionnent mieux à la différente force d'intelligence ou d'attention des auditeurs : et d'ailleurs on peut y reproduire plusieurs fois, et sous des formes nouvelles, les choses qui paroissent n'avoir pas été bien saisies d'abord. Mais les matières de ce genre sont en petit nombre : dans toutes les autres, le professeur ne peut être bien entendu qu'en présence des objets. Vouloir peindre un muscle, une maladie, une opération chimique à celui qui n'a vu ni cette opération, ni cette maladie, ni ce muscle, c'est vouloir faire goûter la saveur d'un fruit à celui qui ne le connoît pas, ou l'odeur d'un parfum, à celui qui ne l'a jamais respiré.

Les Grecs enseignoient donc la médecine-pratique au lit même des malades : c'est pour cela qu'ils lui donnoient le nom de *clinique*. La nature fournissoit le texte des leçons ; et les dogmes se confirmoient, ou se rectifioient par les faits.

A Rome, où l'art de guérir n'étoit guère pratiqué que par les Grecs, la même méthode fut constamment en usage. Les médecins les plus accrédités menoient leurs élèves chez les malades ; ils les habituoient ainsi à voir la nature, sous ses différens aspects ; à la suivre dans tous les changemens qu'elle éprouve ; à prévoir les résultats de ses efforts spontanés ; à calculer l'effet des remèdes. C'étoit même un inconvénient, ajouté à ceux de la maladie, d'être trop souvent découvert et palpé par tous les élèves de son médecin.

Sous les empereurs d'Orient, les hôpitaux

tenus avec soin , étoient consacrés à la fois au soulagement des pauvres malades , aux progrès de l'art, et à l'instruction des jeunes élèves. Il en fut de même chez les Arabes. Leurs écoles d'Orient et d'Espagne avoient toujours un hôpital dans leur voisinage. Les médecins arabes regardoient une vaste infirmerie , comme un laboratoire nécessaire aux observations et aux expériences du praticien ; comme une espèce de galerie, où les jeunes élèves trouvent exposés des tableaux instructifs que les livres retracent toujours imparfaitement. En un mot, ils ne croyoient pas plus pouvoir se passer dans leurs écoles, d'une réunion de malades , que d'une collection de remèdes , ou d'un laboratoire de chimie et de pharmacie , ou d'un jardin de plantes usitées pour les traitemens.

Parmi les écoles d'Europe , quelques-unes, surtout à la renaissance de la médecine hippocratique , ont joui des mêmes avantages. Mais c'est depuis peu seulement, que de vraies écoles cliniques , faisant partie de l'enseignement des universités , ont été formées sur un plan digne des lumières et de la philosophie du siècle. Ce n'est pas qu'on ait jamais cessé de sentir la nécessité de voir des maladies, pour les connoître ; de suivre des traitemens, pour les comparer, les juger, les répéter, ou les corriger soi-même : mais le zèle de quelques professeurs éclairés avoit seul transporté quelquefois, l'enseignement de la vraie médecine-pratique dans les hôpi-taux : les leçons de ce qu'on osoit appeler de ce nom, se donnoient ordinairement dans les salles des universités. Là, rien ne pouvoit confirmer les assertions du maître, quand elles étoient fondées ; rien ne pouvoit les combattre, quand elles étoient contraires aux observations : on entendoit un livre ; on ne voyoit pas la nature.

Les deux écoles de Vienne et d'Edimbourg ont les premières rempli cette lacune. La philosophie et le zèle de Joseph II (1) ont rendu long-temps l'école de Vienne supérieure à tout ce qu'on avoit pu concevoir jusqu'alors. Celle d'Edimbourg, illustrée, presque tout-à-coup, par une réunion d'hommes émi-nens, n'a pas seulement jeté le plus grand

____

(1) Malgré la part active que cet empereur avoit prise dans la coalition contre la France, il faut oser le louer pour ce qu'il a fait de bien ; il faut le louer sur-tout pour l'esprit de tolérance qu'il avoit voulu intro-duire dans ses Etats.

éclat; elle a véritablement formé beaucoup d'excellens praticiens, dont plusieurs rendent encore aujourd'hui dans presque toutes les parties de l'Europe, les plus grands services à l'humanité.

Dans un petit écrit sur les hôpitaux, publié vers les premiers momens de la révolution, j'ai proposé l'établissement des écoles cliniques en France : j'en ai fait sentir les avantages ; j'en ai démontré la nécessité. C'étoit le vœu de tous les bons esprits qui s'intéressoient aux progrès de l'art. Je rendois compte dans le même écrit, des essais tentés par mon maître chéri, le vertueux Dubrueil, sous les auspices du maréchal de Castries, alors ministre de la marine : je rappelois que les deux écoles cliniques de Brest et de Toulon en avoient été le fruit : et les services qu'elles ont rendus me fournissoient les preuves de la justesse des vues qui dirigèrent leur formation.

En 1792, la commission des hôpitaux de Paris dont j'avois l'honneur d'être membre, voulut mettre en exécution des projets appuyés du suffrage des hommes les plus éclairés et commandés par l'intérêt public. Elle avoit choisi pour l'établissement d'une première école clinique, l'hospice appelé *la Charité*. Les plans étoient prêts, les moyens calculés et prévus. Mais bientôt, la France entière tomba au pouvoir de la trop fameuse commune de Paris. Les commissaires des hôpitaux, ne se croyant plus utiles, donnèrent leur démission, ou furent écartés ; et le peu de bien qu'ils avoient pu faire, s'évanouit en grande partie : celui surtout qu'ils avoient préparé, resta suspendu jusqu'à des temps plus heureux.

Enfin, la première loi d'organisation *des écoles de médecine,* ordonna que les élèves reçussent désormais dans ces écoles, des leçons cliniques. Les moyens de tout genre qui peuvent rendre ces leçons plus profitables, ont été réunis avec beaucoup d'intelligence et de soin dans les trois écoles, particulièrement dans celle de Paris : elles n'ont plus besoin que de n'être pas troublées dans leurs travaux.

Des encouragemens particuliers pourroient transformer facilement en outre, tous les hospices en autant de petites écoles pratiques : rien ne seroit plus avantageux. Les jeunes gens trouveroient partout alors, cette véritable instruction pratique, la plus néces-

saire de toutes. En entrant dans les grandes
écoles, ils y porteroient l'habitude de l'observation : et les autres parties des connoissances médicales s'arrangeroient avec d'autant plus d'ordre et de clarté dans leur esprit, qu'ils en recueilleroient les matériaux
avec des sens cultivés par cette même habitude, et avec un jugement habitué à s'exercer
sur des impressions immédiatement produites par les objets.

Il est très-inutile sans doute d'insister sur
les avantages des écoles cliniques en général : on sentira très-facilement aussi combien
la multiplication de ces établissemens dans
les hôpitaux de malades, peut devenir avan-
tageuse. D'abord, les malades de ces hôpitaux seront mieux soignés : quand ils sont
le sujet d'observations utiles, ils sont aussi
l'objet d'attentions particulières. Le médecin, plus directement intéressé au succès des traitemens, les combine avec plus
d'attention, et les dirige avec plus de soin ;
il prend plus de précautions pour que les
effets du régime concourent avec ceux des
médicamens. Sous ses yeux, et presque
sans sa participation, se forment de jeunes
élèves dont l'instruction est d'autant plus

solide, que la nature elle-même en fait, pour ainsi dire, les frais, et que cette même instruction est, jusqu'à un certain point, indépendante des talens du professeur. Dans cet exercice continuel de leur sagacité et de leur jugement ; à l'aspect de tableaux, tous composés de faits, les élèves contractent l'habitude de les mieux voir et le dégoût de tout raisonnement qui ne s'y conforme pas : ils acquièrent, en quelque sorte malgré eux, le véritable esprit philosophique qui se fonde en médecine, sur cette habitude et sur ce goût. Des recueils complets d'observations sur toutes les infirmités humaines, se trouvent bientôt tout formés, dans les journaux tenus par les professeurs : et de leur comparaison, résultent les règles les plus sûres touchant les modifications qu'exige le traitement des mêmes maladies, à raison des lieux, des saisons, de l'état de l'air, de l'âge des malades, de leur tempérament, &c. Les épidémies générales, ou communes à différens pays, et les épidémies particulières, ou propres à certains lieux, sont observées avec plus de soin, dans leurs variations et dans leurs retours ; elles sont décrites plus scrupuleusement, dans leurs phénomènes les plus fugitifs. Enfin par de nombreux essais, on vérifie la puissance et l'utilité de tous les moyens connus; on hasarde des tentatives indiquées par l'analogie; il s'établit des correspondances, ou des communications rapides, entre cette foule d'observateurs, tous également intéressés à ne pas enfouir le fruit de leurs recherches : et de ces riches matériaux, doivent sortir nécessairement des corps de doctrine plus complets, plus réguliers, plus exacts, qui chaque jour se rapprocheront de plus en plus, de la nature, et qui plus susceptibles de se plier et de s'adapter à toutes les circonstances, réuniront aux avantages d'un sage dogmatisme, tous ceux du véritable empirisme rationnel.

§. V.

Hygiène.

L'Hygiène enseigne les moyens de conserver la santé. C'est non-seulement une partie essentielle de la médecine ; c'est encore une partie non moins importante de la morale. La morale est en effet l'*art de la vie :* comment cet art pourroit-il être complet, sans la connoissance des changemens que peut éprouver le sujet sur lequel il s'exerce, et des moyens capables de produire ces changemens? L'hygiène, et par conséquent aussi, quelques notions succinctes d'anatomie et de physiologie devroient entrer dans tout système d'éducation. Pour tirer le parti le plus utile de nos facultés intellectuelles, pour diriger nos penchans et nos desirs vers le but le plus avantageux à notre bonheur, il est absolument nécessaire d'approprier toutes nos habitudes physiques, au genre de nos travaux, aux dispositions morales que nous voulons cultiver en nous : et quelquefois un bon régime suffit pour ramener l'ordre dans nos idées et pour régler nos passions. De quelle source dérivent les unes et les autres ? N'est-ce pas des impressions reçues dans les divers organes ? Quelles forces la volonté met-elle en jeu pour exécuter ses déterminations? Ne sont-ce pas ces mêmes organes que la nature lui soumet, comme des serviteurs dociles ? Combien n'est-il donc pas préjudiciable d'ignorer la structure et les fonctions directes de ces précieux instrumens, par lesquels nous recevons les impressions, nous concevons des desirs, et nous exécutons nos travaux ! Combien surtout n'est-il pas honteux d'ignorer quelles causes peuvent perfectionner, ou troubler leur action ! Que de préjugés ridicules, que de vaines terreurs, quelle puérile crédulité cette ignorance ne nourrit-elle pas; même dans des esprits éclairés d'ailleurs !

Les livres diététiques d'Hippocrate, les premiers en date dans ce genre, sont les premiers encore par le caractère des observations. Plusieurs savans médecins les ont commentés à différentes époques. Lorri, dans son Traité des Alimens, en a presque toujours adopté les vues générales, et les a fortifiées de tout ce que pouvoient y joindre la physique et la chimie de son temps.

Forcé par une santé délicate à des soins extrêmes de régime, Marsile Ficin avoit recueilli beaucoup d'observations sur cette matière ; et il s'étoit tracé des règles que sans doute il croyoit utiles et sûres : mais comme sa tête étoit remplie d'idées astrologiques et de visions hypocondriaques, on ne peut guère avoir de confiance ni dans son jugement, ni même dans l'exactitude de ses récits.

Cardan, génie plein de pénétration, mais

peu véridique et peu sensé ; Bruyerin , qui joignoit à la connoissance approfondie des médecins grecs , le véritable esprit d'observation ; Sébisius , que Boerhaave place à la tête de tous les écrivains d'hygiène , laissent peu de chose à desirer pour les préceptes généraux. Mais Sanctorius a depuis , ouvert une nouvelle route. Cornaro et l'auteur du Recueil anglais , *des longues vies observées dans les trois Royaumes,* indiquent certaines pratiques particulières pour la conservation de la santé. Lommius , et plus récemment Makensie , ont traité le même sujet en médecins. Cheyne ne l'a point approfondi ; mais son ouvrage présente quelques vues fines. Arbuthnot , de qui on devoit attendre un ouvrage vraiment philosophique , n'a , dans son Traité *de la nature des alimens ,* considéré cet objet que sous un seul point de vue.

Enfin , je ne pourrois qu'indiquer quelques autres ouvrages, tant sur la gymnastique (1), que sur le régime des malades , ou sur l'usage journalier des différens alimens. Il en est qui contiennent des choses utiles ,

____

(1) L'ouvrage de Mercurialis mérite encore d'être lu.

ou curieuses : mais aucun n'embrasse la diététique dans toute son étendue. Le seul Bacon, par quelques apperçus jetés comme au
hasard, semble avoir plus fait qu'eux tous
pour ses progrès ultérieurs (1).

Mais laissons là cette imparfaite nomenclature de livres et d'auteurs.

On observe qu'aux diverses époques de la
vie, comme dans les maladies différentes, les
mêmes alimens ne produisent pas les mêmes
effets. Chaque âge a ses habitudes physiques, ses passions propres : les unes et les
autres, dirigées d'après le vœu de la nature,
et contenues dans les limites qu'elle leur
assigne, concourent également au maintien
de la santé physique et morale, ainsi qu'au
développement de l'individu.

Dans les différens climats et dans les diverses situations topographiques, la tempé-
rature et l'état de l'air, la nature des eaux,
les exhalaisons du sol, le caractère des alimens qu'il fournit, celui des travaux qu'il

______

(1) J'évite à dessein, de parler des traités, partiels
ou généraux, publiés par des auteurs vivans. On
annonce depuis long-temps, celui du professeur Hallé :
il sera sans doute digne de son auteur, et par conséquent des lumières du siècle.

impose, les goûts, ou les besoins qu'il enfante, agissent, tantôt de concert, tantôt
séparément, pour produire certaines habitudes particulières à chaque local. La diversité de ces habitudes frappe le voyageur le
plus inattentif : il ne peut s'empêcher de les
rapporter à leur véritable cause ; à la différence des lieux. Il voit qu'elles sont utiles,
ou nécessaires dans un endroit, dangereuses
ou même funestes dans un autre ; et tout
lui prouve qu'elles deviennent à leur tour,
la cause directe des formes extérieures, et
même en grande partie, du caractère propre
à chaque nation.

Il est certain que l'homme, quoiqu'en
apparence l'animal le plus foible, est au fond
le plus fort. Il s'accoutume par degrés, à
toutes les températures, à toutes les manières
de vivre : il se fait aux plus grands travaux,
aux excès de tout genre : il peut s'endurcir,
jusqu'à passer sans inconvénient, par les
altérations les plus brusques. Ses fibres tena-
ces et souples se prêtent à tout : et souvent
dans les circonstances qui paroissent devoir
accabler ses forces et les détruire, il trouve
les moyens de développer en soi, des facultés
nouvelles qui l'étonnent lui-même.

L'usage de certains alimens fortifie, ou diminue certaines habitudes morales. Tantôt il agit directement et par les impressions immédiates qu'il occasionne ; tantôt par les états divers de maladie, ou de santé qu'il détermine, par les dispositions des humeurs et des solides qui en résultent : car bientôt, toutes ces différentes modifications se manifestent plus ou moins d'elles-mêmes, dans les dispositions habituelles de l'intelligence et de la volonté.

Les passions, la tournure des idées, le caractère des travaux intellectuels, l'habitude de certaines séries de pensées et de sentimens, ou leur subite introduction dans une tête qu'ils agitent, pourroient-ils ne pas avoir à leur tour, la plus grande influence sur l'état physique ? N'avons – nous point chaque jour, sous les yeux, les exemples les plus frappans de l'empire que le moral exerce sur le physique ? empire qui ne paroît incompréhensible, que lorsqu'on cherche hors des organes, mis en jeu par les impressions, et susceptibles d'agir et de réagir les uns sur les autres, le lien de ces intimes rapports. Combien d'hommes tués, ou guéris par l'imagination ! Combien de constitutions altérées, ruinées, ou rétablies, et rajeunies, en quelque sorte, par des affections particulières, par des directions inaccoutumées d'idées et de sentimens! Bacon prétend que former tous les jours de nouveaux projets, est un moyen de prolonger la vie ; qu'à la vérité, la sagesse invite l'homme aux habitudes constantes et paisibles ; mais que les fous auroient vraisemblablement, à cause de la disposition contraire, des probabilités plus fortes de longévité, si leurs extravagances ne les précipitoient d'ailleurs dans une foule de dangers directs.

Ce qu'il y a de plus sûr, c'est que l'abandon des travaux habituels dérange l'ordre des mouvemens vitaux, précipite la vieillesse, avance la mort : et souvent on a guéri des maladies chroniques invétérées, en arrachant le malade aux langueurs du repos ou de la monotonie, en lui imposant de nouveaux devoirs, en changeant la nature de ses travaux.

Tous les faits relatifs à ces différentes vues générales, doivent être recueillis, discutés, comparés avec soin. On peut en tirer dès aujourd'hui, d'utiles règles d'hygiène, également applicables à tous les systêmes d'éducation particulière ou publique : et cette partie, presque neuve encore, de la physique et de la morale, offre un champ vaste et fertile à moissonner.

On ne doit pas sans doute se borner a l'histoire des alimens, à l'exposition de leur nature, à la détermination de leurs effets : il faut encore indiquer les chaînes d'impressions, d'idées, d'appétits, ou de penchans qui peuvent être la suite de leur usage ; il faut apprécier chaque genre de vie, par rapport à son influence sur les dispositions habituelles du système, sur celles de chaque organe, sur ses facultés et ses fonctions. Ce seroit peu d'assigner l'utilité de l'exercice en général, ou l'effet propre à chaque genre d'exercice : il est nécessaire de parcourir les divers travaux auxquels l'homme peut être assujetti sur les différens points du globe et dans les différentes circonstances de la vie, d'examiner en quoi ils peuvent devenir utiles, ou nuisibles ; quels sont les moyens de corriger leurs mauvais effets, ou de rendre ceux qui sont bons, plus complets, plus constans et plus sûrs.

En considérant la puissante influence des passions et des idées sur l'état des organes, sur leur développement, sur leurs fonctions, on ne doit plus se contenter des énoncés vagues et généraux auxquels les médecins et les moralistes s'en sont tenus jusqu'à présent : il faut entrer dans des particularités d'une application directe : il faut voir si du rapprochement des observations déjà faites, et de celles que l'expérience journalière fournit aisément à des regards attentifs, on ne pourroit pas, dès ce moment, tirer une suite de règles sur l'emploi des affections de l'ame, pour le rétablissement, ou le maintien de la santé. En un mot, en embrassant à la fois le physique et le moral; en indiquant les rapports et les moyens par lesquels ils agissent l'un sur l'autre, on doit aspirer à faire servir ces connoissances, une fois bien vérifiées, au perfectionnement de tout l'individu. Et même rappelons ici, ce que j'ai fait remarquer ailleurs : l'observation constante des siècles atteste que les dispositions physiques se transmettent des pères aux enfans : quelques faits certains, plusieurs analogies d'un grand poids, et l'ensemble des loix de l'économie animale, portent à croire en outre, que certaines dispositions morales se propagent également par la voie de la génération. On doit

2

donc porter ses regards encore plus loin, en traçant des règles de régime ; c'est au perfectionnement général de l'espèce humaine qu'on doit aspirer.

§. VI.

Chirurgie.

Opérations chirurgicales.

LA chirurgie, née avec la médecine, n'en fut séparée que dans des temps d'ignorance et de barbarie; dans ces temps où les prêtres et les moines étoient et vouloient rester les seuls médecins de l'Europe. Une prétendue *horreur de l'Eglise pour le sang,* ou plutôt l'avilissement profond où la chirurgie étoit tombée, entre les mains des hommes les plus grossiers et les plus vils, fit penser à ces moines et à ces prêtres, qu'il étoit convenable et politique d'abandonner la médecine opératoire aux barbiers et aux jongleurs.

Au temps d'Hippocrate, cette séparation n'existoit pas; et même elle ne pouvoit pas exister. Il paroît seulement que quelques opérations étoient exclusivement réservées à certaines personnes en particulier. Hippocrate s'engage dans son serment, à ne point pratiquer la lithotomie, soit par cette raison, soit parce qu'il regardoit les plaies de la vessie comme mortelles. En France, cette même opération a long-temps été le patrimoine d'une famille, où, de père en fils, une tolérance tacite et le préjugé public en conservoient, et, pour ainsi dire, en avoient consacré le droit.

Hippocrate étoit médecin, chirurgien, pharmacien ; il a écrit sur les trois parties de la science. Ses ouvrages de chirurgie ne sont pas indignes des autres : on peut encore, sinon y puiser des lumières nouvelles, du moins y recueillir les premières lueurs de celles que les siècles modernes ont répandues sur presque toutes les branches de l'art. Son Traité des Plaies de la tête contient beaucoup d'observations utiles ; il respire surtout le véritable génie chirurgical.

Celse, en retraçant et résumant la médecine des Grecs, fit aussi le tableau de leur chirurgie. Paul d'Egine l'enrichit de plusieurs inventions et traitemens qui lui sont propres. Sous les Arabes, elle fit encore quelques progrès. Mais ce n'est qu'à la renaissance de l'anatomie, vers l'époque où Vésale secoua le joug du galénisme et des écoles, qu'aidée de la physique, qui se frayoit elle-même des routes nouvelles, elle prit ce vol hardi qui l'a conduite depuis, de découverte en découverte, et de succès en succès. Ambroise Paré, Fabrice de Hilden, Fabrice d'Aquapendente, Marc-Aurèle Severin, Jean de Vigo, Gui de Chauliac et quelques autres en sont, pour ainsi dire, les pères chez les modernes. Le dix-septième siècle lui a donné plusieurs hommes distingués. Mais le dix-huitième l'emporte de beaucoup, et par le caractère des esprits qui l'ont cultivée, et par l'importance des vérités qu'ils ont établies, ou des préjugés et des erreurs qu'ils ont fait disparoître. Palfin, Dionis, Duverney, Solingen, La Peyronie, Raw, Heister, Petit, Lamotte, Quesnay, Monro, Louis, Pouteau, Pott, les deux Hunter, Cheselden, et plusieurs autres qu'il seroit trop long de nommer ; les uns en embrassant toutes les parties de l'art, et le traitant d'une manière systématique ; les autres en dirigeant leur attention sur les points que leur génie ou les circonstances les portoient à préférer, l'ont agrandie, l'ont simplifiée, l'ont perfectionnée de jour en jour : et les grands maî-tres que nous avons perdus depuis peu, tels que les Dessault, les Choppart, &c. ou ceux qui nous restent encore, et que je m'abstiendrai de citer, pour éviter de montrer de la prévention pour mon pays, en ne nommant presque que des chirurgiens français ; ces grands maîtres, dis-je, n'ont cessé de reculer les limites de l'art par leurs travaux infatigables, et de former des élèves capables de les remplacer.

Presque toutes les parties importantes de la chirurgie ont successivement été revues, ont éprouvé d'utiles changemens. Le traitement des fistules, et notamment de celles de l'anus, les grandes amputations, les maladies des os, l'opération de la pierre, celle des hernies, celle des anévrismes, les accouchemens, &c. ont fait, depuis moins d'un siècle, des progrès si considérables, qu'on peut regarder l'art comme à-peu-près entièrement renouvelé.

Je n'ai pas besoin de faire remarquer que l'étude de la chirurgie, comme celle de la physiologie, se rapporte aux trois analyses descriptive, historique et de déduction; tandis que l'étude de l'hygiène met particulièrement en usage les deux dernières analyses. Mais peut-être n'est-il pas inutile d'observer

que les leçons de chirurgie se donnant toujours nécessairement en présence des objets,
elles ont moins prêté que celles de certaines
autres branches de l'art de guérir, aux diva-
gations du charlatanisme, et aux écarts de
l'imagination. Les améliorations que cette
partie de l'enseignement peut demander encore sont assez faciles, pour que l'exemple
d'un seul maître, imbu des méthodes philosophiques, puisse les achever et les consacrer
pour toujours.

Quant aux améliorations qui doivent porter sur le fond de l'art lui-même, les résistances qu'elles peuvent rencontrer, tiennent
en partie aux vices de sa langue scientifique,
en partie au caractère trop mécanique de
ses principes généraux. On a vu comment,
et jusqu'à quel point, il est possible de re-
médier au premier inconvénient, et quels
désordres nouveaux peuvent naître d'une
semblable réforme. Le second tient à la nature même des études chirurgicales. Les esprits lents et bornés, qui sont toujours les
plus nombreux, trouvent ici des appuis vi-
sibles et palpables pour leurs raisonnemens
et pour leurs théories. Raisonner sur des
objets qu'on a sous les yeux, inspire une

grande confiance. Mais malheureusement, un tact grossier et des connoissances bornées ne suffisent pas toujours pour deviner le caractère des objets à travers leur enveloppe extérieure. Cette habitude de tout considérer matériellement peut entraîner ici dans beaucoup d'erreurs ; et sans doute elle est souvent insuffisante dans l'application. C'est donc vers l'amélioration de la physiologie et de la pathologie, que les vrais chirurgiens doivent spécialement diriger leurs efforts.

La partie instrumentale et manuelle se perfectionne, pour ainsi dire, d'elle-même. Mais le traitement d'une plaie un peu grave ; mais l'influence d'une opération majeure sur tout le système ; mais certains changemens profonds, quoique souvent difficiles à saisir, que les maladies universelles et les maladies chirurgicales exercent les unes sur les autres, méritent la plus grande attention. Le talent ne consiste pas moins souvent, à rendre inutile une opération, qu'à la bien faire ; à guérir une plaie, ou toute autre affection locale, par des traitemens internes et généraux, que par l'application des topiques, ou des instrumens les plus ingénieux. En un mot, il faut que la chirurgie emprunte les

vues médicales ; comme la médecine a souvent besoin d'emprunter les secours chirurgicaux.

§. VII.

Matière médicale.

LE tableau des moyens que l'art emploie
pour guérir les maladies, forme ce qu'on
nomme *la matière médicale.* Ces moyens,
ou les médicamens, sont des productions de
la nature. La chimie et la pharmacie les
combinent et les préparent : la clinique les
administre et note leurs effets. Ainsi, la connoissance des substances animales, végétales, ou minérales, des qualités extérieures
qui servent à les classer, de la manière dont
elles se forment, du pays qui les produit,
des changemens que le temps leur fait subir,
est une partie de l'histoire naturelle. Toutes
les décompositions, associations et combinaisons dont elles sont l'objet avant d'être mises
en usage ; toutes les modifications qu'elles
éprouvent, ou qu'elles sont susceptibles
d'éprouver dans ces nouvelles combinaisons, ou dans leur application aux corps
animés, sont du ressort de la chimie et de
la pharmacie. Les observations faites au lit

des malades, sur les vertus des médicamens, et qui, distribuées dans le même ordre que celles des maladies, en sont le complément, appartiennent à la clinique. Les seuls praticiens observateurs peuvent les fournir, ou leur imprimer le sceau de la vérité.

C'est en regardant, en touchant, en voyant, en flairant et goûtant les remèdes, qu'on apprend à les reconnoître : c'est en les voyant décomposer et recomposer, en observant les qualités de leurs produits ou de leurs nouvelles associations, qu'on acquiert des notions justes sur leurs qualités chimiques : c'est en les voyant préparer dans les pharmacies, en les préparant soi-même, qu'on se fait une idée nette de leurs transformations, des qualités sensibles que les diverses préparations peuvent leur imprimer : enfin, c'est dans le cours d'une pratique attentive et suffisamment étendue, qu'on apprend à connoître les véritables propriétés des médicamens, à les évaluer, non d'une manière vague, mais par des effets constans bien déterminés, bien circonscrits, et rapportés aux cas individuels, dans lesquels ils se sont offerts à l'observation.

Rien n'est plus difficile, sans doute, que

d'assigner aux remèdes la part réelle qu'ils peuvent avoir dans les changemens survenus à la suite de leur usage. Les observations et les expériences sur cette matière, présentent beaucoup d'incertitudes et de difficultés ; elles sont sujettes à beaucoup d'erreurs. On a souvent bien de la peine à constater si les remèdes ont en effet, dans ces changemens, une part quelconque. Tant de circonstances étrangères peuvent avoir produit les faits observés, ou du moins les avoir altérés au point de rendre leur véritable cause impossible à reconnoître ! Ce qu'il est encore plus difficile de bien démêler, c'est la qualité particulière qui rend un remède capable de produire réellement tel ou tel effet.

Quand on parcourt les recueils de matière médicale, on est étonné de rencontrer la même substance rangée sous plusieurs classes et sous plusieurs genres très-différens. Tantôt elle est purgative, tantôt apéritive, tantôt expectorante, &c. C'est surtout parmi les calmans, qu'on retrouve des drogues tirées de presque toutes les autres classes. La crédulité la plus docile a bien de la peine à ne pas concevoir quelques doutes à cet aspect.

Appliqués aux corps vivans, les remèdes agissent d'une manière très-diverse, suivant les circonstances. Tantôt c'est un purgatif qui calme ; tantôt c'est un tonique, un acide, un amer, &c. Le même remède peut devenir, tour-à-tour, évacuant, diurétique, sudorifique. Il faut donc qu'une suite d'essais, répétés par différens observateurs, dans différens lieux et dans les différentes circonstances où peut se trouver l'économie animale, fixent les incertitudes qui naissent de cette diversité d'effets. Il est même quelquefois nécessaire de rechercher s'il y a des propriétés véritables et constantes, dans le remède qui fait le sujet de l'examen.

Ainsi, la meilleure matière médicale seroit celle qui présenteroit, ou suivant l'ordre des traitemens, ou d'après la classification des effets généraux, le relevé fidèle des observations recueillies au lit des malades, sur les propriétés des médicamens. C'est le plan que Vogel sembloit s'être proposé ; mais malheureusement il se contente de prendre le résultat des observations, sans jamais entrer dans les circonstances qui pourroient seules caractériser l'effet observé. Quand il parle des propriétés du *quinquina*, par

exemple, il dira fort bien que cette écorce
a été employée avec succès dans telle et telle
maladie particulière, citant avec exactitude, les auteurs : mais il ne donne aucun
détail, ni même aucun résultat général touchant les phénomènes de ces maladies,
l'époque de l'année, le tempérament du
malade, le moment de l'administration du
remède ; toutes circonstances capables de
modifier puissamment son action, et sans
la connoissance desquelles il est par conséquent impossible de l'apprécier. De quelle
utilité peuvent donc être pour le lecteur, ces
longues listes d'observations, souvent contradictoires ? Quel moyen peut-il avoir de
concilier ces contradictions, et de découvrir, dans chaque cas particulier, la véritable cause de l'effet obtenu ? Le travail de
Vogel, excellent sous quelques rapports,
est donc à refaire, ou du moins à revoir :
et les praticiens expérimentés, qui profitant
de ses recherches laborieuses, entrepren-
droient de recueillir et de classer les faits
qu'il indique, en se bornant à saisir leurs
traits principaux, rendroient, sans doute,
un service essentiel aux jeunes élèves. Ce
nouveau travail seroit plus instructif encore,

si les auteurs joignoient leurs propres observations aux faits nombreux cités par
Vogel, soit pour appuyer les conséquences de
ceux-ci, soit pour les combattre et les rectifier.

Au reste, il est aisé de voir qu'avant d'avoir
observé par lui-même, l'élève n'entend absolument rien à des généralités sur les observations d'autrui : et quand on s'est fait
un tableau de remèdes dont on connoît les
effets par sa propre expérience, on n'en
cherche plus guère les indications dans les
livres. Notre matière médicale n'est déjà que
trop riche : ce n'est pas de nouveaux remèdes que nous avons besoin ; c'est d'une
bonne méthode d'employer ceux que nous
possédons. Cappivaccius disoit à ses élèves :
*Discite meam methodum, et habebitis ar-
cana mea.*

Cette manière de traiter la matière médicale seroit toute clinique : aussi, je le répète,
ce n'est qu'au lit des malades que sa partie
la plus essentielle peut être enseignée avec
fruit.

§. VIII.

Chimie, Pharmacie.

La chimie ne tient encore à la médecine pratique, que par des rapports assez bornés. La connoissance des altérations que les alimens, ou les remèdes peuvent éprouver par leur mélange avec les différentes matières qu'ils rencontrent dans l'estomac, est sans doute nécessaire à la pratique de l'art de guérir : mais ces altérations sont bien moins variées et moins importantes que quelques personnes ne paroissent le penser ; et le fussent-elles d'ailleurs beaucoup, il est très-difficile de les apprécier exactement. Staalh disoit : *Chemiæ usus in medicina nullus, aut fere nullus.* Cette opinion de Staalh, vraie de son temps, l'est peut-être encore presqu'également aujourd'hui. Le nouvel éclat que les chimistes modernes, et surtout les chimistes français, donnent à la science, et les efforts, très-louables, de quelques-uns d'entre eux pour en rendre les découvertes directement utiles à l'art de guérir, ne paroissent point encore avoir donné des résultats bien étendus, et surtout bien sûrs.

On ne doit cependant pas désespérer d'en tirer un jour des lumières sur les relations des corps animés, dans leurs différens états, avec les autres corps de la nature ; et l'on sent aisément quels secours pourroient trouver dans ces lumières, l'hygiène et la médecine-pratique. Mais les expériences nécessaires pour atteindre ce but, ne se feront point dans les laboratoires : ce n'est point en opérant sur des instrumens dépourvus de vie et de sensibilité, qu'on pourra parvenir à des résultats également applicables et certains. C'est par l'observation de la nature sensible et vivante; c'est au lit des malades, c'est dans de vastes infirmeries, qu'il faut pratiquer cette chimie nouvelle, cette chimie animée, dont la cessation de la vie dénature à l'instant tous les produits. Pour pouvoir s'appliquer à la diététique et à la médecine pratique, ces produits et les conclusions théoriques qui en résultent, ne doivent être fournis que par des observations propres à l'une et à l'autre; ils ne peuvent être solides, qu'autant qu'ils se fondent sur des faits tirés immédiatement de leur sein.

Dans l'état actuel de nos connoissances, la chimie est le flambeau de l'histoire naturelle ; elle enseigne aux arts les moyens de s'en approprier les richesses ; elle prépare, combine et multiplie les matières qui peuvent être appliquées à nos besoins ; elle commence à répandre sa lumière sur diverses parties de la physique proprement dite : et plusieurs phénomènes, mal conçus jusqu'à présent, rentrent dans la classe des combinaisons ou des décompositions dont la chimie a découvert les loix. Enfin, cette science, dont presque tous les arts empruntent le secours, est née, pour ainsi dire, avec l'art de préparer les médicamens : elle en fait partie ; et c'est d'elle que la médecine a reçu la plupart de ses moyens les plus puissans.

La chimie, après avoir été long-temps le domaine des charlatans et des visionnaires, est enfin devenue celui des hommes les plus éclairés, et des meilleurs esprits de leur siècle. Après avoir servi tant de fois d'instrument à la déraison ; après avoir corrompu, par son influence, plusieurs parties des sciences naturelles, elle a pris enfin le caractère le plus philosophique ; elle suit la marche la plus sévère et la plus sûre. Telle est la véritable cause de ses succès, aussi rapides que brillans.

La chimie pharmaceutique a suivi cette même marche ; elle s'est animée du même esprit. Ses procédés sont devenus, de jour en jour, plus simples et plus raisonnés. Le vieux fatras des *codices* et des dispensaires disparoît peu à peu ; et quoique la réforme soit loin d'être complète, la manière dont elle est commencée ne laisse guère d'espoir aux inepties et aux puérilités dont abondoient autrefois les préparations et les formules officinales, de se défendre encore long-temps contre la raison.

Cette réforme est en grande partie l'ouvrage de Baumé (1) : c'est du moins lui qui le premier a mis au jour toute l'absurdité de plusieurs préparations, l'inutilité d'un plus grand nombre, et les manœuvres peu délicates des droguistes et des pharmaciens. Depuis lui, beaucoup d'abus ont été réformés, autant que le permet la nature d'un commerce, où la probité n'a pour surveillant qu'elle-même : et les pharmacopées ont graduellement resserré le nombre de leurs formules, et banni

____

(1) Quand mon respectable confrère, le cit. DEYEUX, aura publié sa Pharmacie, on pourra regarder cette réforme comme terminée.

2

l’appareil des procédés anciens , dont les lumières actuelles démontrent l’absurdité.

Ce n’est pas en lisant qu’on apprend la chimie et la pharmacie : c’est en voyant opérer,
en opérant soi - même , en familiarisant ses
yeux et ses mains avec les objets des opérations , avec les instrumens dont on y fait
usage.

Encore une fois , cette méthode , applicable à toutes les études pratiques , est si
bonne , que le talent du professeur y devient
presqu’inutile , et que la nature elle-même ,
c’est-à-dire la présence des objets, répare presque toutes les erreurs qu’il peut commettre
dans son enseignement oral.

Je n’ai pas besoin de faire observer en ter-
minant , que l’analyse de décomposition et
de recomposition est spécialement propre à
la chimie. On sait combien cette science a
retiré d’avantages de l’application plus régulière des méthodes philosophiques. En les
employant sur des objets matériels et palpables , elle en a perfectionné les procédés ; et
cette même analyse qu’elle met habituellement en usage , maniée d’une manière savante et réfléchie , n’a plus paru étrangère
aux objets intellectuels.

§. IX.

Botanique.

LES anciens ont traité quelques parties des sciences, avec beaucoup de génie et de succès; ils en ont laissé plusieurs autres dans l'enfance. La pratique d'Hippocrate est admirable: son anatomie et sa matière médicale sont au-dessous du médiocre. L'histoire des animaux d'Aristote est un modèle, soit pour la manière de saisir les grands traits et les grands rapports, soit pour la fidélité des détails : jamais on n'a peint la nature avec un pinceau plus ferme. Sa physique, au contraire, n'est pas seulement indigne de lui; on peut dire avec vérité, que c'est un tissu d'opinions absurdes et bizarres, fruit d'une imagination déréglée et subtile : et quant au langage qu'il y emploie, on trouveroit peut-être difficilement ailleurs, des exemples d'un galimatias plus ténébreux.

A côté de certaines branches de la philosophie naturelle, qui se développoient avec vigueur et rapidité, d'autres languissoient dans une espèce d'engourdissement, dont l'histoire ne rend pas toujours raison : elles restoient en arrière, malgré le mouvement fécond que sembloient devoir imprimer à leurs études, le sentiment du besoin, et quelquefois même le préjugé public.

Telle fut la Botanique. Avant Hippocrate, elle n'existoit pas encore. Ce grand homme parle de beaucoup de plantes : mais il en parle en médecin, non en botaniste. Ce furent Théophraste et Dioscoride, qui créèrent la science. Pline et Galien l'enrichirent, mais sans y mettre aucun ordre. Les Arabes la laissèrent à-peu-près dans le même état, où ils l'avoient reçue des anciens.

Chez les modernes, Mathiole, Fallope, Fabius Columna, l'ont ressuscitée. Jean et Gaspard Bauhin, Cesalpin, Gessner, l'ont refondue et rajeunie. Elle a été remaniée, et s'il est permis d'employer cette expression, reprise sous-œuvre par Tournefort, qui, après avoir fait sentir le vice des méthodes connues de son temps, osa se proposer, et termina le plan de son entière réforme. Ce plan, tout à la fois vaste et simple, ne pouvoit être conçu que par une tête forte, exécuté que par d'infatigables travaux.

Jean Ray, vivant seul à la campagne, presque sans livres et sans moyens d'entreprendre de grands voyages, a cependant fait des recherches et proposé des vues très-utiles. Le premier, il sentit qu'il est nécessaire, si l'on veut éviter la confusion, de classer les plantes, non par la ressemblance d'une partie, mais par celle de toutes, ou du moins des plus importantes. Si dans la pratique, ce systême éprouve des difficultés, on ne peut s'empêcher de reconnoître qu'il a pour lui l'avantage de l'exactitude, et qu'il se rapporte mieux en général, aux formes extérieures des plantes, et même à leurs propriétés.

Parmi les systêmes proposés depuis, on distinguera toujours celui de Linné. Il sert encore de base, ou du moins il s'associe encore à ceux que des connoissances plus étendues, et peut-être une manière plus saine de philosopher, ont fait éclore de nos jours.

Fondé sur une observation ingénieuse, ce systême lui doit peut-être toute sa grande célébrité : peut-être ses avantages réels, soit pour l'étude purement botanique des plantes, soit pour la connoissance de leurs usages, se réduisent-ils à peu de chose. Les illustres auteurs du système adopté dans le Jardin National, semblent en avoir jugé de même. Ils n'ont point cru devoir se borner à un seul caractère, dans la considération des végétaux : leur classification les embrasse et les combine, pour ainsi dire tous ; et joignant leurs propres observations à celles de leurs devanciers , ils ne pouvoient manquer de faire un très-utile et très-beau travail.

Les botanistes semblent, en général, avoir mis le même soin à faire disparoître les points de rapports de leur science avec les autres, qu'ils sembloient devoir en mettre à les chercher et à les multiplier. Ils évitent d'envisager les végétaux sous un autre aspect, que celui de leur simple description : leurs propriétés et leurs usages n'existent pas, en quelque sorte , pour eux ; et quelques-uns seroient presque fâchés que les classifications en offrissent quelques traces. Transporter dans leur science , les vues de la médecine ou des arts , ce seroit à leur avis, la dénaturer.

Mais cette manière d'isoler la botanique et de la réduire à la condition d'une aride nomenclature, n'est-elle pas la principale cause du dégoût qu'elle inspire à beaucoup de très-bons esprits ? N'est-ce pas uniquement à cela, qu'il faut attribuer sa propriété remarquable de fatiguer souvent sans fruit, les mémoires qui ne peuvent fixer les objets que par le raisonnement ? Enfin, si beaucoup d'hommes pleins de lumières, lui ont long-temps refusé le titre et les caractères d'une véritable science, n'en faut-il pas accuser cette prétention singulière de ne lui permettre presque aucune utile application ?

Je sais que lorsqu'il est question de classer vingt-cinq, ou trente mille plantes, dont un petit nombre seulement sont connues par leurs propriétés, on peut regarder comme superflu, de tenir compte de ce caractère, si essentiel aux yeux des ignorans. Mais peut-être alors, malheur à ceux qui peuvent apprendre et retenir tant de noms et de phrases descriptives, auxquels ne s'attache d'ailleurs aucune idée, que celle de quelques formes, ou de quelques traits extérieurs !

La botanique se présente donc ici, sous deux points de vue très-différens : 1°. comme simple classification de tous les êtres du règne végétal; 2°. comme l'un de ces grands magasins de la nature, dont la médecine emprunte plusieurs remèdes efficaces, et les arts une foule d'utiles matériaux.

Sous le premier point de vue, elle ne

seroit qu'une simple nomenclature, si l'on s'obstinoit à suivre ce systême d'isolement, dont je viens de parler. Or, on peut avoir souvent besoin de consulter une nomenclature : mais cet aride aspect n'éveille ni l'intérêt de l'imagination, ni celui de la raison.

Sous le second point de vue, la botanique ouvre un champ vaste aux recherches expérimentales : elle a pour but de saisir des rapports également utiles à connoître, et curieux à découvrir. Les méthodes systématiques qui représenteroient fidèlement ces rapports, n'offriroient pas moins de pâture à l'avidité du savoir, qu'au desir, plus sage peut-être, de porter les résultats de chaque science, dans la pratique de la vie, et de les faire servir à la satisfaction de nos besoins journaliers. Cette botanique usuelle ne seroit point formée sur le plan mesquin de Chomel, qui n'est pas même bon pour la partie médicale à laquelle il se borne : elle embrasseroit tous les usages des végétaux ; et leur distribution seroit faite d'après l'analogie de leurs propriétés.

Peut-être seroit-il alors convenable de faire deux classifications : l'une destinée aux espèces nutritives, pharmaceutiques, ou vénéneuses ; l'autre, à celles qui sont employées par les arts, dans certaines vues d'un intérêt moins immédiat, ou relativement auxquelles l'ignorance et les erreurs sont moins préjudiciables. Ne seroit-ce point là, le moyen de répandre un intérêt vraiment général sur cette science, dont les objets peuvent nous procurer tant de jouissances ? La nature se plaît à parer les végétaux des plus belles et des plus riches couleurs, à les imprégner des parfums les plus doux ; nous respirons une vie nouvelle avec les émanations restaurantes des jardins et des bosquets : qui ne l'a pas éprouvé mille fois, et toujours avec un nouveau charme ? mais une manière froide et classique de considérer les plantes flétriroit ces heureuses impressions, et laisseroit bien peu de prise à la mémoire. Les prestiges de l'imagination, les souvenirs les plus chers au cœur, confondus souvent avec ceux des fleurs et de la verdure, n'empêchent pas que l'étude d'un catalogue ne soit toujours insipide, monotone, et que le plaisir d'observer des productions également attachantes et curieuses, ne se perde au milieu de tant d'efforts pour retenir des noms, presque toujours insignifians ; et des phrases qui ne sont elles-mêmes que des noms plus détaillés, ou d'arbitraires définitions.

Mais la botanique porte en elle-même les principes féconds de nouvelles découvertes : les hommes les plus distingués qui la cultivent commencent à ne plus se contenter de ces froides classifications. Après avoir épuisé les descriptions extérieures, ils ont senti que les phénomènes qui caractérisent la vie des végétaux, étoient bien plus dignes de leurs recherches. En effet, le tableau de la germination, du développement, de la fructification, des maladies et de la mort de cette classe d'êtres si variés, n'est pas seulement très-curieux, comme partie de la physique; il peut en outre, devenir d'une utilité directe pour les progrès du jardinage et de l'agriculture ; il peut fournir les moyens d'accroître les richesses de la société.

La physiologie des végétaux doit se fonder sur leur anatomie ; comme elle-même doit servir de base à leur pathologie et à leur thérapeutique. On a donc étudié plus attentivement, la structure intime de leurs organes et des parties élémentaires dont ils sont composés.

Voilà, dis-je, une nouvelle et plus noble

carrière ouverte aux botanistes observateurs. En joignant à l'étude des phénomènes que présente immédiatement la vie végétale, la recherche des différentes transformations, combinaisons ou décompositions, dont les végétaux sont les instrumens, ou peuvent devenir les sujets, ils parviendront peut-être un jour, à dévoiler le mystère de leur formation et de leur développement.

La botanique médicale s'apprend sans doute dans les jardins, dans les champs et sur les montagnes : mais elle s'apprend aussi dans les pharmacies et dans les séchoirs. Il est nécessaire de suivre les altérations de la même plante, non-seulement dans sa dessication, mais aussi dans ses préparations diverses. Il est bon de comparer le goût et l'odeur qu'elle a sur pied, avec l'odeur et le goût qu'elle acquiert en se flétrissant, en se desséchant, en s'altérant, ou qu'elle communique à d'autres substances, en se combinant avec elles. Enfin la connoissance de cette botanique se confirme et se complète au lit des malades : et l'on voit facilement qu'elle rentre alors dans la matière médicale, dont elle est en effet une partie, et dont même elle ne peut être séparée,

sans cesser de se rapporter à la médecine.

§. X.

Médecine vétérinaire.

L A médecine vétérinaire est, pour ainsi
dire, née de nos jours. Cependant on trouve
déjà dans Aristote, dans Xénophon, dans
Pline, et dans les *Rei rusticæ Scriptores*, un
assez grand nombre d'observations recueillies
par les anciens, sur l'art de soigner en santé
les bœufs, les chiens, les chevaux, et de les
traiter dans les maladies auxquelles ils sont
sujets. L'éducation des chevaux a dans tous
les temps, été l'objet de soins très-attentifs;
celle des chiens de chasse et des oiseaux de vol,
est devenue l'objet d'un art savant; et comme
tous ces animaux sont assez souvent malades,
on a été forcé de chercher les moyens de les
guérir. Mais il y a loin de ces premières tentatives informes, à une véritable médecine
vétérinaire : et même, quoique Ramazzini
et quelques autres eussent décrit avec exactitude certaines épizooties ; quoiqu'ils eussent cherché les rapports qu'elles pouvoient
avoir avec les épidémies humaines, et les
méthodes qui devoient diriger leur traite-

ment ; enfin quoique nous eussions des traités d'Hippiatrique fort étendus : l'art n'existoit point encore à proprement parler ; il ne formoit point un corps de doctrine, fondé sur une collection raisonnée de faits.

On peut dire qu'il date de Bourgelat. C'est en effet ce célèbre Hippiatre, qui, le premier, a ramené les procédés empiriques a des principes généraux ; qui les a liés à des connoissances anatomiques et physiologiques beaucoup plus exactes ; qui n'a pas seulement enchaîné d'une manière méthodique, les résultats des observations, mais encore indiqué l'esprit dans lequel on doit observer. On lui doit surtout le premier établissement où l'art vétérinaire ait été l'objet d'un véritable enseignement clinique ; où les leçons aient été données, comme celles de médecine pratique, à l'aspect même des maladies, objet de ses recherches.

Les élèves de son école, et les grands maîtres de celle de Charenton, n'ont point fait oublier l'importance de cette heureuse impulsion imprimée à l'art naissant : mais dans le sein de l'une et de l'autre, cet art a fait des progrès rapides ; elles ont produit plusieurs hommes d'un mérite rare, que nous avons

le bonheur de posséder encore (1) ; et des
disciples accourus de tous les pays de l'Europe , avoient déjà , sous l'ancien régime ,
averti la France d'une richesse qu'elle paroissoit dédaigner.

La multiplication, la conservation, le perfectionnement des animaux, sont des objets
trop directement utiles , pour qu'il soit nécessaire de faire sentir combien les progrès
de l'art qui s'y rapporte, intéressent la prospérité publique.

N'est-ce pas d'ailleurs un véritable devoir , de donner à des êtres sensibles comme
nous, et qui partagent si patiemment nos
travaux , tous les soins qui peuvent rendre
leur existence plus douce ? Ne font-ils pas
partie de la famille humaine? ne sont-ils
pas les plus utiles instrumens d'une foule
d'entreprises qui multiplient les richesses
et les jouissances de l'état social ? Si nos
besoins nous forcent à les priver de la vie,
avant le terme qui leur fut assigné par la

---

(1) Depuis que j'ai écrit ceci, nous avons perdu
l'excellent GILBERT, non moins regrettable pour les
sublimes qualités de son ame, que pour les talens et
les lumières qui, si jeune encore, lui avoient acquis
une si haute réputation.

nature, pourrions-nous négliger de leur rendre du moins ce peu de jours que nous leur laissons, et que nous tournons encore à notre profit, aussi supportables que l'esclavage le permet ? Seroit-ce trop présumer de la bonté de l'homme, que d'attendre dans les soins qu'il prend de ses utiles compagnons, quelques sentimens de reconnoissance, mêlés à ceux de l'intérêt personnel ? Je ne le pense pas. La bonté véritable, celle de tous les momens, celle qui s'exerce dans le silence, est moins rare sans doute, que les imaginations mélancoliques ne se plaisent à le dire, et que les cœurs dépravés n'affectent de le croire. Le mal est toujours éclatant par sa nature même : le bien au contraire est obscur. Beaucoup de personnes soignent leurs animaux comme des amis : les habitans de la campagne les pleurent comme des frères, quand ils les ont perdus. Ces affections tiennent d'assez près à celles qui unissent les hommes entr'eux, pour mériter d'être cultivées soigneusement dans les cœurs.

Les personnes qui joignent à la sensibilité, sans laquelle l'homme moral n'existe véritablement pas, la réflexion, qui, seule

peut la guider utilement , ne foulent aux
pieds aucune de ces affections indirectes :
elles savent que ces mêmes affections sont,
pour ainsi dire, la culture la plus heureuse
de la raison comme de la sensibilité ; elles
savent que rien n'est plus propre à leur imprimer une favorable direction. Combien ne
seroit-il pas facile de réveiller dans les ames
qui ne sont point entièrement dépravées,
ces sentimens humains, source féconde des
plaisirs les plus doux de la vie ! C'est pour
notre propre bonheur qu'il importe de les
développer soigneusement en nous , de les
cultiver avec attention , d'éloigner tout ce
qui peut les flétrir. Comment supporterions-
nous donc froidement ces spectacles de barbarie, que la stupide grossièreté nous présente chaque jour? Comment surtout pourrions-nous jamais devenir les complices de
la cruauté capricieuse, avec laquelle on traite
si souvent les animaux ? Mais ce n'est point
assez d'éviter à l'égard de nos compagnons
et de nos aides , tout mauvais traitement
sans objet : soyons plus justes ; cherchons à
les rendre heureux. Ils embellissent, et souvent ils conservent notre vie : qu'ils ne traî-
nent plus la leur dans les souffrances et

dans les privations. Ce motif seroit digne d'être joint à tous ceux que nous avons d'ailleurs de perfectionner l'art qui veille sur leur éducation et sur leur santé.

Il suffit d'avoir indiqué les rapports de cet art (1) avec la médecine humaine : je ne répéterai point ce que j'ai dit sur ce sujet. On sent assez que toutes les branches de l'art de guérir se tiennent et s'éclairent mutuellement.

---

(1) De l'art vétérinaire.

CHAPITRE V.

Objets accessoires.

§. I.

Histoire naturelle.

JE n'ai point mis l'histoire naturelle au nombre des études médicales, parce que les parties de cette science qui se rapportent à la médecine, rentrent, ou dans la physiologie, qui comprend elle-même l'histoire des loix physiques des corps animés, et celle de leurs penchans et de leurs habitudes ; ou dans la chimie, qu'on peut à juste titre, regarder comme l'instrument analytique général des différens corps de la nature ; ou dans la botanique, surtout dans cette botanique usuelle, dont nous venons de parler, qui tient elle-même de si près, à la chimie végétale, et qui, sans avoir encore peut-être jeté beaucoup de lumières sur les phénomènes de la vie, nous a déjà fait mieux connoître les matériaux qui entrent dans l'organisation des êtres vivans.

L'histoire naturelle systématique, qui se borne à classer les diverses productions de la nature, d'après des analogies extérieures, a sans doute la plus grande utilité pour l'arrangement des collections : la connoissance des vues générales sur lesquelles la classification de chaque auteur est formée, peut même exercer l'esprit, ou piquer la curiosité des jeunes élèves ; elle secourt la mémoire, rebutée de tant d'efforts, où le raisonnement n'entre le plus souvent pour rien ; et peut-être aussi quelquefois, elle fournit d'heureux apperçus au génie de l'observation. Mais ces classifications, quelque méthodiques qu'on les suppose, ne sont pour l'ordinaire, pas plus la science, qu'un catalogue n'est une bibliothèque, ou qu'une liste d'individus n'est une assemblée. Réduite à cet état, l'histoire naturelle seroit sans doute entièrement étrangère à la médecine, qui n'a déjà que trop de ses propres classifications.

§. I I.

Physique.

La physique a découvert quelles loix générales meuvent les grandes masses de la

nature ; elle a mesuré les différens diamè-
tres des orbites que les astres décrivent dans
leurs cours : et ces loix, auxquelles leurs
mouvemens sont tous soumis, règlent en
même temps, la marche des saisons et toute
cette variété de scènes et d'effets qui en résultent pour nous. La physique nous a dévoilé les loix propres à ce fluide répandu,
en plus ou moins grande quantité, sur toutes
les parties du globe, et qui tour-à-tour rou-
lant à sa surface, ou s'enfonçant dans ses
abîmes, ou flottant en vapeurs dans les airs,
semble destiné par la nature, à rajeunir tous
les corps, à favoriser leurs reproductions régulières, ou leurs continuelles transformations. C'est elle encore qui a su mesurer et
peser l'air, en évaluer les forces, décomposer les rayons lumineux ; enfin soumettre au
calcul, cet agent universel et toujours infatigable, le mouvement. Elle l'a considéré dans
les phénomenes mécaniques qu'il produit ;
dans les altérations que les différentes substances éprouvent par son action, plus ou
moins énergique ; dans les impressions directes qu'en reçoivent les êtres vivans.

On ne peut méconnoître les rapports qui
unissent plusieurs de ces connoissances, aux

différentes branches de l'art de guérir. Les
loix de l'équilibre, celles de l'expansion, de
la densité, du choc des corps, peuvent jeter
du jour sur plusieurs questions médicales,
ou chirurgicales. Ce n'est pas qu'il faille
dire, avec un auteur célèbre, que lorsqu'on
nous présente un blessé qui vient de faire
une chute, si nous ignorons les loix de la
gravitation, nous ne pouvons estimer avec
exactitude, l'importance de la blessure, eus-
sions-nous d'ailleurs les informations les
plus exactes sur la hauteur d'où le malade
est tombé : cette manière de prouver l'utilité de la physique dans la pratique de l'art
de guérir, pourroit paroître un peu ridicule. Mais il n'en est pas moins constant que
les corps dont nous sommes environnés, ou
que nous employons aux usages de la vie,
produisent sur nous, des impressions très-
différentes, à raison de l'état dans lequel ils
se trouvent : il nous importe donc beaucoup, soit pour la guérison des maladies,
soit pour la conservation de la santé, de
connoître les loix de tous les changemens
que ces corps peuvent subir.

Quand Hippocrate conseille, et même
prescrit aux jeunes médecins, l'étude de

l'astronomie comme indispensable, ce n'est pas de celle qui calcule dans de savantes théories, la route des corps célestes, qu'il veut parler : il entend cette astronomie qui reconnoît et détermine le temps et le lieu de l'apparition dans le ciel, de quelques astres, dont les différentes positions à l'égard de la terre, règlent la marche de l'année ; c'est-à-dire l'astronomie d'observation : et pour mieux expliquer sa pensée, il ajoute que c'est afin de connoître les changemens que les corps sublunaires peuvent éprouver dans les différentes saisons et dans les différens états du ciel. Car, dit-il, le soleil, la lune, l'arcturus, les pleyades, exercent sur l'air, sur la terre, enfin sur tout ce qui nage dans l'un et se trouve à la surface de l'autre, une influence qui ne peut être méconnue ; et dans la pratique de la médecine, il est extrêmement utile d'en rapporter les effets aux diverses phases de ces astres, dont ils semblent dépendre directement. Ainsi, les maladies qui se montrent avec l'arcturus, diffèrent de celles que les pleyades ramènent : plusieurs suivent le cours de la lune ; et presque toutes augmentent, ou diminuent à mesure que le soleil se retire, ou reparoît.

On a sans doute , depuis Hippocrate , poussé beaucoup trop loin la doctrine de l'influence des astres : les médecins crédules en ont fait usage pour appuyer de folles visions ; et les charlatans en ont abusé pour fasciner de plus en plus les esprits. Mais il est sûr néanmoins , que plusieurs phénomènes vitaux suivent avec exactitude , les révolutions du soleil et de la lune, sans qu'on puisse encore imaginer quels rapports enchaînent des faits si différens et si éloignés entr'eux. Les écrivains les plus véridiques rapportent un grand nombre d'observations qui ne peuvent laisser aucun doute à cet égard ; et la pratique la plus bornée en présente quelques-unes chaque jour (1).

Qui ne connoît les effets de la lumière sur les végétaux , soit qu'elle se combine avec eux , dans les opérations qui manifestent leur vie particulière ; soit qu'elle joue le rôle d'un stimulant nécessaire à l'intégrité de leurs fonctions ? Il est certain qu'ils languissent et deviennent hydropiques en son

---

(1) Voyez entr'autres , sur cette matière , Mead, *de imperio Solis et Lunæ.*

absence; qu'ils renaissent et reprennent leurs couleurs, quand elle leur est rendue.

Beaucoup de faits recueillis par Pascal, médecin italien, que Morgagni cite avec éloge, semblent prouver qu'à certaines heures de la journée, comme à certaines époques lunaires et solaires, les morts sont beaucoup plus fréquentes : les praticiens de tous les pays l'attestent unanimement à l'égard des solstices et des équinoxes. Quelques observateurs prétendent avoir fait des remarques analogues sur les heures de la journée, qui semblent le plus favorables à la naissance des enfans et des petits de plusieurs espèces d'animaux (1).

Quoi qu'il en soit de l'exactitude de tous ces faits et des conclusions qu'on s'est déjà permis d'en tirer, leur seule énonciation ne peut manquer de faire sentir plus fortement encore, l'utilité des connoissances physiques dans la pratique de l'art de guérir ; et l'on doit vouloir qu'elles entrent dans son enseignement, ou du moins qu'elles fassent

____

(1) Mon père avoit observé que les petits des oiseaux sortent le plus ordinairement du nid, vers le matin. Voyez son *Essai sur les principes de la greffe.*

partie des études qui en sont le préliminaire indispensable. Mais un peu d'attention suffit pour faire voir aussi, que les points de vue par lesquels la physique éclaire véritablement les travaux de cet art, se rapportent à des objets qu'on retrouve nécessairement, comme nous l'avons vu pour l'histoire naturelle, dans la physiologie, ou dans la matière médicale, ou dans le tableau général des observations pratiques.

§. I I I.

Sciences mathématiques.

Nous avons déjà remarqué combien les tentatives faites jusqu'à présent, pour appliquer la géométrie et l'algèbre aux parties les plus importantes de la médecine, avoient été infructueuses (1). Les phénomènes vitaux dépendent de tant de ressorts inconnus, tiennent à tant de circonstances dont l'observation cherche vainement à fixer la

______

(1) Je reviens encore sur ce sujet, parce qu'il est très-important, et que l'exemple des sciences mathématiques est le plus propre à faire sentir avec combien de réserve, les idées des sciences étrangères doivent être portées dans la médecine.

valeur, que les problêmes ne pouvant être posés avec toutes leurs données, se refusent absolument au calcul. Et quand les mécaniciens et les géomètres ont voulu soumettre à leurs méthodes, les loix de la vie, ils ont donné au monde savant le spectacle le plus étonnant et le plus digne de toute notre réflexion. Les termes de la langue dont ils se servoient, étoient exacts ; les formes du raisonnement étoient sûres : et tous les résultats étoient cependant erronés. Il y a plus ; quoique la langue et la manière de s'en servir fussent les mêmes pour tous les calculateurs, chacun d'eux trouvoit un résultat particulier différent. En un mot, c'est par les procédés uniformes et rigoureux de la vérité, mais employés hors de saison, qu'ont été établis les systêmes les plus ridicules, les plus faux et les plus divers.

Qui peut ignorer, ou nier les avantages étendus et directs qu'a procurés aux sciences physiques en général, l'application de la géométrie et du calcul? Mais il ne faut abuser ni de l'une ni de l'autre ; il ne faut pas surtout avoir la prétention de les appliquer à des objets qui s'y refusent. Toutes les fois que ces objets, ou leurs rapports ne sont

pas susceptibles d'être rigoureusement évalués (1), l'emploi de ces précieux instrumens
devient dangereux ; et quand il n'est pas
immédiatement utile , il devient presque
toujours nuisible. Au reste, les géomètres
médiocres peuvent seuls chercher l'occasion
d'étaler un savoir peu familier au commun
des lecteurs en médecine ; eux seuls peuvent
trouver du plaisir à s'emparer d'un domaine,
dont la possession est toujours restée au
moins douteuse. Quel avantage trouveroit-
on à traduire dans une langue inconnue , ce
que la langue vulgaire exprime clairement,
et de transformer en doctrine scientifique
au-dessus de la portée du plus grand nombre
des élèves, ce qu'une simple énonciation
peut faire passer sans obscurité, dans tous
les esprits ? Aussi les vrais géomètres sont
peu jaloux de ce genre de succès.

Cependant, comme nous l'avons aussi déjà
reconnu, les diverses parties de la physique
animale ne se sont pas toutes également
refusées à cette application de la géométrie
et de l'algèbre. Si la cause du mouvement

---

(1) C'est-à-dire, d'être évalués en grandeurs, ou en
nombres déterminés.

musculaire, et les moyens directs qui déterminent la contraction des fibres charnues,
restent encore dans les ténèbres ; si l'on ne
peut surtout les rapporter aux loix qui régissent les corps non organisés : d'autre part,
la puissance d'action des muscles, ou plutôt
l'évaluation des forces actives employées
dans chaque mouvement, a pu devenir l'objet
de démonstrations rigoureuses. La manière
dont les rayons lumineux, en tombant sur
la surface convexe de la cornée, se réfractent
à travers les différentes humeurs de l'œil,
pour aller peindre l'image des objets sur la
rétine, se démontre encore, à-peu-près,
mathématiquement. Il est vrai que la sensation même de cette image, ou les circonstances particulières qui nous rendent susceptibles d'être avertis de sa présence, restent
toujours enveloppées des mêmes ténèbres :
mais l'œil, comme organe matériel de la
vision, se trouve véritablement réduit à l'état
d'un simple instrument de dioptrique. Seulement, ses opérations sont plus parfaites que
celles de tous les autres ; les diverses réfractions des rayons étant si bien compensées
par ses différentes humeurs, que les images
se peignent toujours sur la rétine, simples,

bien terminées, bien circonscrites ; qu'elles n'ont jamais rien d'incertain, et n'offrent point de ces réfractions diverses, ou de ces iris qui bordent toujours, plus ou moins, celles que produisent les instrumens artificiels.

Dans les fonctions de l'ouïe, il reste bien plus d'obscurités, que dans celles de la vue. La structure de l'oreille, parfaitement développée par plusieurs anatomistes célèbres, n'a pu nous apprendre comment les frémissemens variés de l'air extérieur vont occasionner tant d'impressions délicates sur l'expansion pulpeuse du nerf auditif interne. Mais les vibrations du corps sonore, leurs rapports mutuels, les loix de leur propagation à travers les différens milieux, celles de leurs combinaisons pour produire les accords, ont été ramenées à la précision du calcul. Les impressions agréables causées par la musique, sont devenues elles-mêmes des espèces de problêmes de géométrie. Les sciences exactes ne sont donc pas seulement recommandables aux yeux du médecin, par les opérations physiologiques qu'elles peuvent éclaircir : la théorie des arts, dont il faut au moins avoir des idées générales, pour bien connoître les loix de la sensibilité, emprunte

encore de ces sciences, des lumières qu'elle
chercheroit vainement ailleurs.

Mais ce n'est peut-être pas sous ces points
de vue particuliers, que leur utilité réelle
est le plus étendue ; il ne suffiroit même pas
de considérer la géométrie et le calcul comme
des instrumens universels, applicables à la
plupart des grands objets de la curiosité
humaine, et à plusieurs des travaux usuels
de la vie : il faut encore en apprécier les
avantages, par la trempe particulière qu'elles
donnent à l'esprit. En effet, la géométrie,
en perfectionnant la mémoire du raisonnement ; en augmentant la force et, pour ainsi
dire, la tenue de l'imagination ; en enseignant
par une pratique habituelle, l'art de faire
sortir les démonstrations les unes des autres:
l'algèbre, en mettant plus à nu, la vraie idéo-
logie de la numération et le mécanisme de
l'analyse ; en habituant l'esprit aux diverses
transformations, que les questions ont souvent besoin de subir pour être résolues, et à
l'exclusion successive des données qui s'em-
barrassent, ou qui se compensent mutuellement ; en fixant certaines limites, entre lesquelles la vérité doit se trouver toujours ; en
fournissant les moyens de se rapprocher de

plus en plus, du point précis qu'elle occupe ;
en offrant surtout des exemples continuels
de généralisations, que la nature même des
objets rend nécessairement toujours aussi
justes que vastes et brillantes : la géométrie
et l'algèbre, par ces effets incontestables et
directs, peuvent sans doute devenir le plus
utile complément de la logique. Dans ces
luttes vigoureuses, l'esprit acquiert plus de
force et de constance d'action : il peut
acquérir aussi plus de perspicacité, d'agilité,
de souplesse, d'étendue, toutes qualités
qu'il transporte avec tant d'avantage, dans
toutes ses autres études et dans tous ses travaux.

Ce n'est pas que la géométrie et l'algèbre
soient capables de rectifier les esprits faux
ou gauches ; ni qu'un calculateur, parce qu'il
raisonne toujours bien, quand il résout des
questions dont tous les termes peuvent être
représentés par des grandeurs, ou par des
nombres, raisonne avec la même exactitude
et la même sûreté, quand il opère sur des
objets dont les données sont plus variées,
plus incertaines, ou plus mobiles : beaucoup
d'exemples ont prouvé qu'il arrive souvent
tout le contraire ; et la manie d'appliquer le

calcul aux matières qui ne l'admettent pas, fait que les géomètres dont l'esprit est faux, l'ont réellement plus faux que les autres mauvais raisonneurs. Mais l'emploi vicieux d'un bon instrument n'en doit pas faire méconnoître la véritable utilité.

§. IV.

Méthodes philosophiques.

S'il est une science dont les théories et l'enseignement exigent toute la perfection des méthodes philosophiques, c'est sans doute la médecine. La difficulté des recherches, l'immensité de matériaux, le caractère fugitif et versatile des objets soumis à l'observation, y rendent nécessaires tout à la fois, et beaucoup de réserve, et beaucoup de sagacité; une imagination mobile qui se plie à toutes les fluctuations des phénomènes, et un jugement ferme qui ne sorte jamais des faits réels; la faculté de recevoir vivement toutes les impressions, et celle de ne se laisser dominer par aucune. Entre ces qualités si différentes, et que beaucoup de personnes regardent comme contradictoires, celles qui tiennent à la manière de sentir sont exclusivement l'ouvrage de la nature ; tout ce que peut une culture assidue, est de les perfectionner, d'en faciliter l'emploi : mais c'est à son tour, cette dernière seule qui développe les facultés rationnelles; et l'art de la raison demande un long et difficile apprentissage.

On peut hardiment aujourd'hui, rapporter au perfectionnement des méthodes philosophiques, celui des méthodes d'observation expérimentale : c'est bien évidemment encore aux unes et aux autres, que sont dues toutes ces belles découvertes, dont la chimie et la physique se sont enrichies dans ces derniers temps. Il est certain que du moment où les vues de Locke ont été portées dans les sciences, les sciences ont changé de face. Celles où l'analyse étoit, pour ainsi dire, nécessitée par le caractère de leur objet, ou par celui de leur but, avoient seules fait des progrès constans et sûrs : toutes les autres vont maintenant jouir du même avantage. Et qui peut calculer, ou prévoir jusqu'où l'esprit humain doit arriver par leurs secours? La véritable force de l'homme est bien plus dans ses instrumens, que dans lui-même. Son génie se développe surtout dans leur invention, dans l'art de les employer. C'est-là ce qui met la plus grande distance entre l'individu et l'individu , entre les nations et les nations. Les méthodes de l'esprit sont , en quelque sorte, ses leviers et ses aérostats : par eux, il peut mouvoir facilement des masses énormes, ou s'élever jusqu'aux pures sources de la lumière. Cherchons donc à perfectionner chaque jour, de plus en plus, ces instrumens précieux : et soyons bien convaincus que si dans les études et dans les travaux les plus simples, ils sont encore utiles ; ils sont absolument indispensables quand les objets, ou de ces travaux, ou de ces études sont très-compliqués : eux seuls peuvent alors assurer notre marche, et nous promettre d'avance des succès certains.

Mais après ce qui a été dit là-dessus, en différens endroits de cet ouvrage , je suis dispensé d'entrer dans de plus grands dé-tails.

§. V.

Philosophie morale.

Nous avons déjà reconnu précédemment, que toutes les sciences morales doivent être fondées sur la connoissance physique de l'homme : mais on n'auroit qu'une connoissance incomplète de l'homme physique, si l'on négligeoit d'étudier les fonctions organiques, qui concourent à la formation de la pensée et de la volonté, et l'influence que l'une et l'autre exercent sur l'ensemble, ou sur les diverses parties du corps vivant. Ainsi, la philosophie rationnelle et la morale sont également nécessaires au médecin. Nous avons suffisamment parlé de la première. Quant à la morale, comme elle s'identifie à chaque instant avec tous les détails de la médecine-pratique, il semble qu'elle soit pour elle, moins une compagne, qu'une sœur. Les erreurs de l'imagination, ou celles des penchans et des desirs, sont évidemment la cause de presque tous les malheurs de l'homme. Ses maladies elles-mêmes dépendent presque toujours, de ses propres erreurs, ou de celles de la société ; et toujours elles peuvent être agravées par l'état déréglé du moral. Combien les jugemens faux et les penchans égarés ne peuvent-ils pas troubler l'action des organes ! Combien d'habitudes vicieuses n'impriment-ils pas à toutes les fonctions ! et s'il est vrai que le crime n'est souvent, comme la folie, qu'une maladie physique ; combien de fois, à leur tour, les maladies ne sont-elles pas le produit, ou de la folie, qui, prise en général, peut porter le désordre dans tous les mouvemens vitaux, ou du crime qui véritablement n'est qu'une de ses variétés !

Malheur sans doute au médecin qui n'a point appris à lire dans le cœur de l'homme, aussi bien qu'à reconnoître l'état fébrile; qui, soignant un corps malade, ne sait pas distinguer dans les traits, dans les regards, dans les paroles, les signes d'un esprit en désordre, ou d'un cœur blessé ! Comment pourroit-il saisir le vrai caractère de ces maladies, qui se cachent sous les apparences d'affections morales; de ces altérations morales qui présentent tout l'aspect de certaines maladies ? Comment rendroit-il le calme à cet esprit agité, à cette ame consumée d'une mélancolie intarissable, s'il ignore quelles lésions organiques peuvent occasionner ces désordres moraux ; à quels désordres des fonctions ils sont liés? Comment pourroit-il ranimer la flamme de la vie, dans un corps défaillant, ou dévoré par les angoisses, s'il ignore quelles peines il est nécessaire d'assoupir avant tout, quelles chimères il faut dissiper ?

Sans doute c'est au médecin, qu'il appartient de porter près du malade couché sur le lit de douleur, les plus douces et les plus sages consolations; c'est lui qui peut pénétrer le plus avant dans la confiance de l'infortune et de la foiblesse; c'est lui par conséquent, qui peut verser sur leurs plaies, le baume le plus salutaire. Mais, par la même raison, c'est à lui qu'il n'est pas permis d'ignorer la nature et la destinée des malheureux et trop foibles humains : il ne lui est pas permis d'être sans pitié, pour des misères, ou pour des erreurs qui peuvent devenir si facilement le partage de chacun; de n'être pas indulgent et bon, autant que circonspect et raisonnable. Tout autre peut haïr les vices, être révolté des folies : mais le médecin, du moins s'il sait voir et juger, s'il a du bon sens, s'il est équitable, ne peut que plaindre les uns et les autres; il ne peut que redoubler de zèle pour des créatures dégradées, pour ces malades qui doivent d'autant plus exciter sa compassion, qu'ils méconnoissent davantage leur malheureux état.

Qui n'a pas vu des infortunés, victimes de passions funestes, se traîner languissamment vers la tombe, en demandant plutôt quelques signes d'intérêt, que la vie? Qui n'a pas eu l'occasion d'observer les agitations cruelles de ces imaginations effarouchées, qui se tourmentant au milieu de leurs propres fantômes, mêlent quelquefois à ce délire, les sentimens de la plus sublime vertu? Est-il de plus douce jouissance que d'appaiser ces douleurs sans motif, ces terreurs sans objet ; de faire entendre la voix de la raison au sein de tant de perplexités ? Les êtres chez qui la faculté de sentir et de compatir est portée au plus haut degré , (et ceux-là même sont le plus voisins de tous les écarts) ne méritent-ils pas un intérêt particulier, de la part d'un médecin vertueux et sensible ? Quiconque n'est point étranger aux sentimens qui constituent véritablement l'homme , pourroit-il n'être pas profondément ému des douleurs de ceux qui n'ont jamais eux-mêmes vu la douleur, sans vouloir la secourir? Pourroit-il ne pas prodiguer les soins les plus affectueux à ceux qui ne vivent que par leurs affections?

Mais pour rentrer dans les considérations purement médicales, observons que les méthodes de traitement, souvent uniformes et simples lorsqu'elles s'appliquent à des individus dont l'esprit, ou la sensibilité n'a reçu que peu de culture, deviennent très-compliquées, très-variées, très-difficiles, lorsqu'il s'agit de personnes dont l'existence morale a pris son entier développement. Que de fibres peuvent être ébranlées par les plus foibles causes, quand la tête reçoit et combine beaucoup d'impressions; quand beaucoup de sentimens fermentent dans le cœur! sans parler des habitudes nécessitées par les différens travaux, si-tôt qu'on est sorti de la vie purement animale, si-tôt qu'on n'appartient plus au commun des hommes, le traitement de chaque maladie exige des combinaisons particulières, et souvent des combinaisons qui peuvent n'être pas relatives à la maladie elle-même. Ainsi, la médecine-pratique se réduit à peu de formules dans les campagnes et dans les hôpitaux : mais elle est forcée à multiplier, à varier, à combiner ses ressources dans le traitement des hommes livrés aux affaires, des savans, des gens de lettres, des artistes, et de toutes les personnes dont la vie n'est pas dévouée à des travaux simplement manuels.

§. V I.

Belles-Lettres et Arts.

LA formation des idées tenant en grande
partie, comme nous l'avons vu plus haut, à
l'usage des signes qui les représentent, ou
qui les fixent ; et le caractère de ces instrumens artificiels ne pouvant manquer de se
retrouver dans les idées même qu'ils concourent si puissamment à faire naître : on
voit combien sont absurdes les déclamations
des médecins pédans, contre les études litté-
raires des jeunes élèves. Ce n'est pas qu'un
style oratoire, ou des ornemens poétiques
puissent jamais être de bon goût et de bon
ton dans la langue des sciences ; ils en doivent au contraire être bannis avec beaucoup
de sévérité : mais les sciences ont aussi leur
éloquence propre ; et celle-là, bien loin d'altérer la vérité, l'épure et lui donne plus
d'énergie et de pouvoir. Un langage précis,
élégant, et même quelquefois animé, annonce des idées dont un sentiment vif et distinct a fourni les premières impressions,
dont une réflexion scrupuleuse a mis en
ordre tous les matériaux, dont un jugement

sévère a resserré la chaîne , pour en démontrer d'avance toutes les conclusions. Plusieurs écrivains, d'ailleurs estimables , doivent la plupart de leurs erreurs au style barbare qu'ils se sont permis; et l'on voit que
les penseurs les plus judicieux sont également redevables de leurs meilleures vues,
à la clarté, à la précision, à la pureté qu'ils
ont recherchées dans leurs ouvrages. Si
Staalh , par exemple , n'avoit pas adopté cette
langue scolastique et bizarre , qui rend sa
lecture si fatigante ; s'il ne s'étoit pas perdu
lui-même , comme à plaisir, dans ce style
ténébreux , discordante bigarrure de latin ,
de grec et d'allemand , il eût pu sans doute
quelquefois encore, vouloir jeter un voile sur
le fond de sa pensée : mais il ne l'auroit pas
travestie ridiculement ; il n'auroit pas jeté
dans la manière de l'exprimer, les germes de
beaucoup d'erreurs. Tous les ouvrages d'Hippocrate, c'est-à-dire tous ceux qui sont incon-
testablement de lui , n'étincellent pas seulement d'idées riches et brillantes, autant que
grandes et fécondes : le style en est encore
toujours rapide, précis, facile et pur. Ce
style n'est point sans doute celui de Platon ,
de Démosthène, de Xénophon, ou de Lucien :

mais on peut dire qu'il les égale tous dans son genre ; et l'on reconnoît surtout le grand écrivain, dans cette attention même à garder la couleur et le ton qui conviennent à ses sujets. Quoique toujours il évite de laisser voir en lui, l'élève des orateurs les plus célèbres de son temps, qui pourroit ne pas sentir à sa lecture, que toutes les beautés du langage lui sont familières ? et son talent n'est-il pas d'autant plus parfait, qu'il sait mieux en déguiser l'artifice dans la rapidité de ses pensées, et sous cette apparente inattention, que semblent nécessiter leur abondance et le peu de temps qui lui reste pour les rédiger ?

Si la vérité s'annonce souvent par le caractère même de l'expression ; si elle devient, pour ainsi dire, plus elle-même, par ce qui semble d'abord n'être que sa parure : il importe bien plus encore à sa propagation, de la montrer sous les formes qui peuvent le plus frapper les esprits et captiver l'intérêt. Les idées les plus justes ne vont presque jamais faire partie de l'opinion publique, qu'après avoir passé par les mains du talent ; et l'on voit que les préjugés qu'il consacre sont les plus difficiles à déraciner.

N'oublions pas d'ailleurs que la véritable culture de l'esprit se compose d'une foule d'impressions diverses. Je me contenterai d'un seul exemple. La connoissance de l'homme s'applique sans doute à tous les objets pratiques de la vie ; elle est nécessaire à quiconque vit au milieu de ses semblables : or, n'est-il pas notoire que certains ouvrages, regardés comme de pur agrément, sont les seules peintures fidèles de la nature humaine ; que pour celui qui sait les lire en observant le monde, ils hâtent plus l'expérience des choses de la vie que tous les moralistes de profession ensemble ? Ajoutons que leur lecture, en polissant l'esprit, excite encore son activité, et que les images agréables qu'elle lui offre, après l'avoir délassé de travaux plus arides, le disposent à les reprendre avec un intérêt nouveau.

Il faut en dire à-peu-près autant des arts : non que le même homme puisse embrasser complètement tant d'objets à-la-fois ; mais parce qu'il importe d'étendre et de cultiver la sensibilité, en l'appliquant successivement à différens genres d'impressions.

Toutes les impressions diverses, lorsqu'elles sont vives, distinctes et justes, laissent nécessairement dans la mémoire, de précieux matériaux, dont le jugement fait tôt ou tard son profit. D'ailleurs, les diverses langues des passions doivent être familières à celui dont les études embrassent l'homme tout entier.

On voit donc sous quels rapports, et jusqu'à quel point, la culture des lettres et des arts d'agrément, peut se lier aux travaux sévères de l'art de guérir.

§. VII.

Langues anciennes et modernes.

PENDANT long-temps, l'étude des langues a formé, pour ainsi dire, la base de l'instruction : elle consumoit une grande partie de l'enfance et de la jeunesse ; et ce genre de savoir étoit un objet d'ambition, un titre de gloire. Tant que les écrivains grecs et latins ont été nos seuls précepteurs, cela devoit être ainsi : il n'étoit alors, pas moins nécessaire de connoître leurs deux langues, pour apprendre ce qu'ils avoient su dans tous les genres, qu'aujourd'hui d'être algébriste et géomètre pour devenir astronome, ingénieur, ou navigateur. Mais depuis que les langues modernes, du moins celles des nations éclairées, ont produit de bons livres sur presque toutes les matières, la connoissance des langues anciennes est devenue moins indispensable : on les a par conséquent, cultivées avec moins d'ardeur.

Quelques philosophes sont allés plus loin que le public : ils ont accusé l'étude des langues de faire perdre un temps précieux, et d'énerver les forces de l'intelligence, en n'exerçant que l'espèce de mémoire qui tient le moins au raisonnement. Ils ont prétendu que de bonnes traductions peuvent nous transmettre tout ce que renferment d'utile, les livres écrits dans des langues mortes, ou étrangères : et quant aux beautés particulières du style, le sacrifice du temps nécessaire pour se mettre en état de les goûter, est à leurs yeux un sacrifice d'un trop grand prix, pour être compensé par des jouissances qui ne laissent après elles aucun fruit réel.

Malgré le poids des autorités qu'on peut réclamer en faveur de cette opinion, j'avoue que je ne la partage pas.

D'abord, l'étude des langues, faite d'une manière philosophique, jette un grand jour sur les procédés de l'esprit humain; et les vues utiles qu'elle fournit, ne peuvent être

complètes , que lorsqu'elles sont tirées de la
comparaison de plusieurs idiômes. L'ordre
différent dans lequel les idées et les élémens
dont elles se composent , peuvent se représenter , ou se reproduire , est nécessaire à
connoître pour écarter beaucoup d'erreurs
relatives à leur ordre naturel , et peut-être
même à leur formation ; erreurs qui ne sont
que difficilement évitées et jamais rectifiées,
quand on ne considère qu'une seule combinaison de signes. En second lieu , les impressions qui accompagnent les mêmes idées,
énoncées dans différentes langues , sont loin
d'être les mêmes. On ne niera pas que l'art
de bien parler et de bien écrire , ne consiste
à savoir réveiller dans les autres , les idées
et les sentimens dont on est occupé soi-même;
ou plutôt de réveiller les impressions qui les
ont produits, et de les fortifier de toutes celles
qui peuvent en rendre l'effet plus puissant,
ou plus distinct. Or, cet art peut transporter
certaines impressions des langues anciennes,
dans celles dont on fait usage maintenant,
et perfectionner ainsi , par des emprunts
heureux , ces indispensables instrumens
de l'intelligence humaine. Rien , sans exception , ne fortifie davantage l'esprit , ne lui

donne plus de souplesse, ne meuble la mémoire de plus de sensations, d'images, de
mouvemens et de tours variés, que la lecture des bons écrivains dans les différentes
langues : et l'instruction n'est, en quelque
sorte, qu'ébauchée, quand on n'a pas entendu
dans leur idiôme natal, les accens intradui-
sibles de ces génies originaux, qui sont encore à plusieurs titres, les bienfaiteurs de
l'humanité.

Enfin, les écrivains qui méritent d'être lus
et chez lesquels nous pouvons puiser des
connoissances utiles, ou même nécessaires,
ne sont pas tous encore traduits dans les
langues des peuples les plus civilisés. Il faut
souvent chercher l'instruction dans les langues anciennes, ou dans celles des autres
peuples nos contemporains.

Ne sortons pas de la médecine. Tout le
monde sait que beaucoup de très-bons livres
qui traitent de cette science, sont écrits en
latin ; d'autres le sont en anglais, en italien,
en allemand : et parmi ces livres, plusieurs,
ou ne sont pas traduits, ou le sont d'une
manière si négligée, que le fond même des
choses en est comme travesti. Les Grecs ont
perdu toute couleur et tout caractère, dans

ces versions latines *mot à mot*, que nous ont laissées leurs disciples occidentaux des derniers siècles : la plupart des traductions françaises les ont peut-être encore plus défigurés. Les Latins, quoique plus rapprochés de nous par les lieux, par les habitudes et même par la langue, n'ont en général guère moins à se plaindre de leurs traducteurs : j'en appelle à ceux de ces derniers, qui mériteroient seuls de faire exception ; ils conviendront sans peine, qu'ils n'ont jamais reproduit leurs modèles, et que tout lecteur qui ne connoît les grands écrivains de l'antiquité, que par les versions, ne les connoît véritablement pas.

L'étude des langues ne doit donc point être négligée dans l'éducation, en général ; elle ne doit pas l'être en particulier, dans celle des jeunes gens qui se destinent à l'art de guérir.

Sans doute, les différens objets dont nous venons de parler en dernier lieu, n'entrent pas d'une manière directe, dans les études de cet art : mais les uns doivent en être regardés comme des préliminaires essentiels, et les autres en sont des accessoires utiles. Encore une fois, songeons que tout se tient dans les sciences : plus on sait, et plus on découvre entr'elles de nouveaux rapports : et quoique la foiblesse des facultés humaines, et la brièveté de la vie ne nous permettent pas de tout embrasser, le véritable homme de mérite ne doit plus maintenant rester étranger aux connoissances dont l'objet habituel et principal de ses travaux peut emprunter, ne fût-ce que très-indirectement, des lumières et des secours.

CONCLUSION.

Telles ont été les principales révolutions de l'art de guérir : telles sont les observations que son état présent me semble devoir faire naître, soit qu'on l'envisage en lui-même, soit qu'on veuille le comparer avec les autres parties de nos connoissances, pour saisir leurs rapports mutuels : enfin, telles sont les vues qui me paroissent devoir présider à sa réforme et diriger son enseignement. Quoique ces vues et ces observations ne soient pas toutes également importantes, ou neuves, je les crois utiles : et quoiqu'un semblable travail promette peu de gloire, je regarde comme un devoir de ma part, d'en faire hommage au public. Ne renfermât-il

qu'une seule idée profitable, je me félicite-
rois de l'avoir offerte à ces jeunes médecins,
sur qui reposent maintenant les plus belles
espérances de l'art.

L'époque actuelle est une de ces grandes
périodes de l'histoire, vers lesquelles la postérité reportera souvent ses yeux, et dont elle
demandera éternellement compte à ceux qui
purent y faire marcher plus rapidement et
plus sûrement le genre humain, dans les
routes de l'amélioration. Il n'est donné qu'à
peu de génies favorisés d'exercer cette grande
influence : mais dans l'état où sont les sciences et les arts, il n'est personne, en quelque
sorte, qui ne puisse contribuer à leurs progrès. Le moindre perfectionnement réel dans
l'art le plus obscur, rejaillit bientôt sur tous
les autres ; et les relations établies entre les
différens objets de nos travaux, les font tous
participer aux progrès de chacun. Les anciens avoient sans doute entrevu ces relations : ils avoient senti que toutes les sciences
et tous les arts se tiennent ; qu'ils font un
ensemble, un seul tout : mais ils l'avoient
senti sans le voir clairement ; ils l'avoient
dit sans le bien savoir. Ce n'est que de nos
jours, ce n'est qu'après avoir pu considérer

les efforts de l'industrie humaine, dans toutes leurs applications et dans toutes les directions qu'ils sont susceptibles de prendre ; ce n'est qu'après les avoir tous soumis à des règles, tous ramenés à des procédés communs, qu'on a pu saisir clairement les rapports mutuels qui les lient, l'influence qu'ils exercent, ou qu'ils peuvent exercer les uns sur les autres. On voit, on sait, on démontre aujourd'hui, qu'il n'est rien d'isolé dans les travaux de l'homme : ils s'entrelacent, pour ainsi dire, comme les peuples dans leurs relations commerciales; ils s'entr'aident comme les individus unis par les liens sociaux.

Il est donc maintenant permis aux hommes les plus obscurs d'aspirer à rendre des services importans : il est permis aux savans, aux gens de lettres, quelque genre qu'ils cultivent, aux artistes, aux plus simples artisans, renfermés dans leurs travaux particuliers, d'aspirer à rendre des services généraux, de contribuer au perfectionnement commun.

Et nous, qui dévoués au soulagement de l'humanité souffrante, tenons si souvent dans nos mains, les intérêts les plus chers au cœur de l'homme; nous que l'importance de ces intérêts force à chercher des lumières

de toutes parts, et dont les études embrassent presque toutes les connoissances physiques et morales : pourrions-nous être seuls
exceptés du droit de servir le genre humain
tout entier, par nos travaux, et de concourir à ses progrès? Non sans doute. Réunis-
sons donc nos efforts : portons dans les études et dans la pratique de notre art, cette
philosophie et cette raison supérieures, sans
lesquelles, bien loin d'offrir d'utiles secours,
il devient le plus souvent un véritable fléau
public : osons le rattacher par de nouveaux
liens, aux autres parties des connoissances
humaines ; qu'elles en reçoivent de nouvelles et plus pures lumières : et qu'au moment où la nation française va consolider son
existence républicaine, la médecine, rendue
à toute sa dignité, commence elle-même une
ère nouvelle, également riche en gloire et
féconde en bienfaits.

Auteuil, ce 30 germinal an III.

F I N.